メディカルヨガ

誰でもできる基本のポーズ

Yoga Therapy

帝京大学外科准教授
新見 正則
×
日本ヨガメディカル協会代表理事
岡部 朋子

株式会社 新興医学出版社

Simple Prescription of Yoga Therapy

Masanori Niimi, MD, DPhil, FACS
Tomoko Okabe, C-IAYT, E-RYT500

©First edition, 2017 published by
SHINKOH IGAKU SHUPPAN CO., LTD., TOKYO.
Printed & bound in Japan

はじめに

「ヨガってなんだか いいらしい」

無理なく、楽しく、それぞれに

**科学的根拠はなくても
効果を期待できるなら。**

　岡部先生がメディカルヨガの紹介に僕の外来に来たときに、最初に、「どんな人ならメディカルヨガができるのですか?」と尋ねました。すると「息をしていればどなたでもできます」と言われました。その一言で僕は決心しました。愛誠病院でメディカルヨガをやってみようと。すると、あちらこちらから「結構よさそうだ」というコメントをもらいました。不思議です。でも臨床医としては、医療従事者として、なにかよい効果があり、そして副作用や怪我がなく、安価であれば、なんでもOKです。

　医療に30年以上携わり、西洋医学の素晴らしさを体感する反面、残念ながら西洋医学の限界も明らかに感じます。西洋医学はますます進歩を続けるでしょうが、残念ながら、現状の西洋医学では治せない訴えも多々あります。また、大分よくしてもらったがもっとよくなりたいという願いもあるでしょう。そしてできれば病気になりたくないという希望も当然にあります。そんな期待に応えられるひとつの可能性がメディカルヨガなのです。

　西洋医の目で見れば、そこに、メディカルヨガにサイエンティフィックな根拠はまだまだ足りません。むしろ、僕が理解できないヨガ用語が並ぶと、またインドの言葉が登場すると、僕のメディカルヨガに対する応援したいイメージが思いっきりトーンダウンするのです。僕の理解を超えた仮想病理概

念での理屈を並べられると、「そうであれば、こういう理由から現代医学的な理屈に合わないではないか」という批判の心が頭をもたげるのです。

「メディカルヨガは確かによさそうだ」僕にはそれだけのメッセージでよいのです。現代西洋医学が存在しない頃からの、精一杯の知恵のひとつがヨガでしょう。それを現代の医療になんとか利用しよう、なんとか現代医療の補完をしようというのが、メディカルヨガの神髄です。ですから、この本には一切仮想病理概念は登場しません。ヨガ用語も登場しません。そしてインドの言葉も出てこないのです。まずは、先入観を排除して、試しにやってみようというのがこの本の立ち位置で、この本を上梓する理由なのです。

「ともかく、やってみてください」それが最大のメッセージです。この本ではわかりやすくいろいろなポーズを載せています。基本的に危険なポーズはありませんが、立つのがおぼつかない人には立っていることだけでも危険です。人にはそれぞれ限界があります。そんな限界はちゃんと理解しつつ、この本を利用してメディカルヨガに親しんでください。ポーズの多くはなんと僕が岡部先生の指導によってメディカルヨガを楽しんでいる写真です。ぜひ、見よう見まねで、ご自身でやってみて、また家族に、そして患者さんに勧めてください。

メディカルヨガをスポーツのように考えると、ちょっと危険です。スポーツは多くの場合、それにはまると、その魅力に取り憑かれると、その気持ちよさを味わうと、どんどんとエスカレートしていきます。それは精神的には素晴らしいことで、そして快感がわき起こります。でも危険も増幅します。それがスポーツの楽しさであり、反面危険性をはらんでいる部分です。メディカルヨガは、メディカルと謳っている以上、安全であることが大前提です。ですから、くれぐれも無理はしないでください。自分ができる範囲で、気持ちよくなることが大切なゴールです。

実際に、病院で行ってみると、本当に人生の終焉を迎えつつある人にも効果的です。ベッドで寝たきりの人でも岡部先生が僕の質問に最初に答えたように、自分の意思で呼吸さえできればメディカルヨガが有効です。また、精神科病棟では、もっとメディカルヨガの有効性を体感します。精神科で入院が長い方は、お世辞は決して言いません。そんな患者さんたちが、メディカルヨガで集まる

と、生き生きとし出すのです。それこそ片方の鼻から息を吸って、反対側から出すということをやるだけでも、テンションがアップするのです。本当に不思議です。

　メディカルヨガは現状では、やってよかった、決して悪くはなかった、危なくはなかった、そして高価ではないというのが導入の動機です。しかし、これから医療現場にもっと浸透するには、アメリカで行われているような医療のニーズにあった臨床研究も必要でしょう。僕は経験から導かれていることを、決して否定はしません。そして、今ここにその正当性を担保するサイエンスがなくても使います。でも、歴史の叡智にあぐらをかいていれば、いずれ誰もが見向きもしなくなるでしょう。今のサイエンスのレベルに合わせた臨床的研究は近い将来必須です。とくにメディカルヨガをますます普及させるには不可欠なデータと思っています。ぜひ、この本を利用してメディカルヨガの有効性を感じ取っていただき、この本が近い将来、たくさんのメディカルヨガの有効性を示す臨床研究が登場する嚆矢となることを願っています。この本で、興味を持ち、そしてもっとメディカルヨガに触れたい方は、ぜひメディカルヨガの実際を体感しにスタジオにお越しください。

　健康には、また病気を少しでもよくするには、些細な努力の積み重ねが大切と思っています。なにかひとつをやればすべてが解決するような魔法の引き出しは残念ながらありません。なんとなくよさそうなことを積み重ねて、健康が維持でき、また病気から回復できるのです。そんなちょっと些細な、でも実は大切な引き出しのひとつがメディカルヨガだと思っています。そんなメディカルヨガの入門書が本書です。アメリカと同じように、メディカルヨガが健康維持に、健康管理に、病気の撃退に、いろいろな症状の緩和に、広く使用される日を夢みています。

2017年 吉日
帝京大学医学部外科　　　新見正則

目 次

本書の使い方 ──────────────────────── 10

■ 究極のらくちんポーズ7選 ──────────── 14

① 緊張を緩めたい ────────── 14
② 気分を上向きにしたい ─────── 15
③ リフレッシュしたい ───────── 16
④ ちょっと逆さにしてみよう ───── 17
⑤ 運動不足を解消したい ─────── 18
⑥ 何もかも忘れて心を休めたい ──── 19
⑦ 静かに休んで体力を回復させたい ── 20

■ 不調の原因別ポーズ ──────────────── 21

呼吸器の悩み ──────────────────── 22

Case 1	息が苦しい ── 22	Case 4	熱っぽい ── 25
Case 2	呼吸が浅くて速い ── 23	Case 5	だるい ── 26
Case 3	鼻のむずむず ── 24		

消化器の悩み ──────────────────── 27

Case 6	下痢・便秘1 ── 27	Case 11	老廃物の排出をうながそう ── 32
Case 7	下痢・便秘2 ── 28	Case 12	二日酔い ── 33
Case 8	腹部膨満感1 ── 29	Case 13	吐き気・めまい ── 34
Case 9	腹部膨満感2 ── 30	Case 14	口のかわき ── 35
Case 10	糖尿病 ── 31		

循環器の悩み ──────────────────── 36

Case 15	ストレスによる動悸・高血圧 ── 36	Case 18	緊張感が緩まない2 ── 39
Case 16	ふくらはぎが重苦しい ── 37	Case 19	気持ちが落ち着かない ── 40
Case 17	緊張感が緩まない1 ── 38		

泌尿器の悩み ──────────────────── 41

| Case 20 | 尿漏れ1 ── 41 | Case 22 | インポテンツ ── 43 |
| Case 21 | 尿漏れ2 ── 42 | | |

運動器の悩み ──────────────────── 44

Case 23	腰痛予防 ── 44	Case 30	ロコモティブシンドローム1 ── 51
Case 24	腰痛1 ── 45	Case 31	ロコモティブシンドローム2 ── 52
Case 25	腰痛2 ── 46	Case 32	ロコモティブシンドローム3 ── 53
Case 26	ぎっくり腰の予防 ── 47	Case 33	転倒予防1 ── 54
Case 27	四十肩1 ── 48	Case 34	転倒予防2 ── 55
Case 28	四十肩2 ── 49	Case 35	転倒予防3 ── 56
Case 29	四十肩3 ── 50	Case 36	指・腕の痛みやしびれ ── 57

耳・鼻・眼の悩み — 58

| Case 37 | 目の疲れ・かすみ — 58 | Case 39 | 嚥下障害 — 60 |
| Case 38 | めまい — 59 | Case 40 | 鼻水・鼻づまり — 61 |

皮膚の悩み — 62

| Case 41 | かゆみ — 62 | Case 42 | 湿疹・アトピー・肌荒れ — 63 |

こころの悩み — 64

Case 43	心の疲れ1 — 64	Case 66	イライラ・神経過敏1 — 87
Case 44	心の疲れ2 — 65	Case 67	イライラ・神経過敏2 — 88
Case 45	心の疲れ3 — 66	Case 68	フラストレーション — 89
Case 46	心の疲れ4 — 67	Case 69	パニック1 — 90
Case 47	心の疲れ5 — 68	Case 70	パニック2 — 91
Case 48	燃え尽き症候群もどき — 69	Case 71	自意識過剰でくたびれる — 92
Case 49	やる気が出ない1 — 70	Case 72	自分を許せない — 93
Case 50	やる気が出ない2 — 71	Case 73	自己嫌悪 — 94
Case 51	やる気が出ない3 — 72	Case 74	恐れ — 95
Case 52	やる気が出ない4 — 73	Case 75	慢性疲労感1 — 96
Case 53	うつっぽい1 — 74	Case 76	慢性疲労感2 — 97
Case 54	うつっぽい2 — 75	Case 77	慢性疲労感3 — 98
Case 55	心のモヤモヤ — 76	Case 78	眠れない1 — 99
Case 56	クヨクヨしてしまう — 77	Case 79	眠れない2 — 100
Case 57	行き詰まり感 — 78	Case 80	寝起きが悪い — 101
Case 58	閉塞感 — 79	Case 81	心の病と診断されて不安が消えない1 — 102
Case 59	孤独感1 — 80		
Case 60	孤独感2 — 81	Case 82	心の病と診断されて不安が消えない2 — 103
Case 61	落ち込み・ハイテンションすぎる — 82	Case 83	病気による気持ちの萎縮 — 104
Case 62	緊張感が緩まない1 — 83	Case 84	病気による気分の落ち込み — 105
Case 63	緊張感が緩まない2 — 84	Case 85	病気による運動機会の減少 — 106
Case 64	気持ちが落ち着かない — 85		
Case 65	焦り — 86		

子どもの悩み ──────────────────────────── 107

Case 86	落ち着きがない1 ──── 107	Case 90	寝つきが悪い・夜泣き ──── 111
Case 87	落ち着きがない2 ──── 108	Case 91	おねしょ ──── 112
Case 88	イライラ・不機嫌 ──── 109	Case 92	発熱 ──── 113
Case 89	発達障害 ──── 110		

女性の悩み ──────────────────────────── 114

Case 93	月経前症候群 ──── 114	Case 99	更年期の不調2 ──── 120
Case 94	ホルモンバランスの乱れ ──── 115	Case100	更年期の不調3 ──── 121
Case 95	妊娠中の不調1 ──── 116	Case101	更年期の不調4 ──── 122
Case 96	妊娠中の不調2 ──── 117	Case102	更年期の不調5 ──── 123
Case 97	妊娠中の不調3 ──── 118	Case103	乳腺痛 ──── 124
Case 98	更年期の不調1 ──── 119	Case104	子宮系疾患 ──── 125

高齢者の悩み ──────────────────────────── 126

Case105	認知症1 ──── 126	Case109	終末期1 ──── 130
Case106	認知症2 ──── 127	Case110	終末期2 ──── 131
Case107	認知症3 ──── 128	Case111	終末期3 ──── 132
Case108	認知症4 ──── 129		

がんの悩み ──────────────────────────── 133

Case112	現実を受け入れがたい気持ち ──── 133	Case117	治療の副作用による疲れ ──── 138
Case113	術後の不安・孤独1 ──── 134	Case118	乳がん1 ──── 139
Case114	術後の不安・孤独2 ──── 135	Case119	乳がん2 ──── 140
Case115	術後安定期 ──── 136	Case120	乳がん3 ──── 141
Case116	経過観察期 ──── 137	Case121	乳がん4 ──── 142

重病のときの悩み ──────────────────────────── 143

Case122	気分の落ち込み1 ──── 143	Case125	疾病による運動性の低下 ──── 146
Case123	気分の落ち込み2 ──── 144	Case126	疾病による運動器の衰弱 ──── 147
Case124	孤独感・絶望感 ──── 145		

痛みをやわらげるために ──────────────────────────── 148

Case127	お腹の痛み ──── 148	Case131	肩こりの痛み ──── 152
Case128	頭の痛み ──── 149	Case132	筋肉の痛み全般 ──── 153
Case129	胸の痛み ──── 150	Case133	その他の痛み全般 ──── 154
Case130	生理痛 ──── 151		

その他の悩み — 155

Case134　運動不足1 ——— 155	Case138　貧血・顔色の悪さ ——— 159
Case135　運動不足2 ——— 156	Case139　冷え症 ——— 160
Case136　運動不足3 ——— 157	Case140　肩こり ——— 161
Case137　足腰の弱り ——— 158	Case141　パソコン疲れ ——— 162

実践・メディカルヨガ ——— 163

索引 ——— 173

ヨガセラピー

Yoga therapy is the process of empowering individuals
to progress toward improved health and well-being
through the application of the philosophy and practice of Yoga.

国際ヨガセラピスト協会（IAYT）によるヨガセラピーの定義
（ IAYT：http://www.iayt.org ）

古代から受け継がれてきたヨガの思想や実践を、現代社会における個々人の健康問題の解決・健康的な生活を目的として行うヨガの手法

メディカルヨガ

医療、介護、福祉、教育、各種セラピー、カウンセラー、インストラクターなど、我が国の健康産業に携わる人々が、ヨガの思想や実践を学び、その手法（ヨガセラピー）を予防医学や治療計画を補完するヘルスケアとしてのヨガの可能性と活用を追求するシステム全般。

一般社団法人日本ヨガメディカル協会（YMSJ）によるメディカルヨガの定義
（ YMSJ：http://yoga-medical.org ）

本書の使い方

まずは真似ることから

　患者さんに該当する症状のポーズを、真似していただきましょう。診察室で医師が実演して見せながら、一緒に挑戦してみるのがお薦めです。本書の写真を見せながら行っていただいてもいいでしょう。

　その際、患者さんの身体の状況に合わせ、必要に応じてアレンジを行ってください。「脚を伸ばして行う」と書いてあっても、それがつらい人は脚を曲げたまま行うといいでしょう。「3回行う」と書いてあっても、体調に合わせて1回のみにしても構いません。

　患者さんが自分の「できないこと」ではなく**「できること」**に目を向けて取り組めるよう、工夫をしてみましょう。

一番大切なのは自分ができることを探ること

　写真通りにやろうとしなくて大丈夫だということを強調して伝えてください。メディカルヨガではポーズを目指す必要はありません。ポーズの形が正しいかどうかよりも**「そのときに、どのように感じているか」**が大切です。

　ポーズをとりながら楽に呼吸ができ、快適なのであればOK。その反対に、たとえ形だけは整ったポーズをとっていても、呼吸が乱れていたり無理をしすぎてつらくなったりするようなら、アレンジをする必要があります。

　そのポーズが適しているかどうかは、ポーズをとっている患者さんご本人が、自身の心と身体の状態を観察しながら判断できれば理想的ですが、慣れないうちは難しいかもしれません。医師やご家族など、一緒にヨガをしている人が様子を見ながら、その人にとっての無理のない程度のポーズを探っていくとよいでしょう。

　また、ヨガのポーズは一時的に行うだけではなく、日課として続けられるよう工夫をしてみましょう。継続する中で少しずつ、心と身体に変化が表れるはずです。また、ささやかながらも表れた変化に気づくことで、前向きな気持ちが生まれることでしょう。

今日は今日できるくらい、明日は明日

　本書ではポーズの説明を行うにあたり、「○回行う」「○秒行う」などと書き添えています。しかしこれは、あくまでも目安です。

　「○回（もしくは○秒）行うことで効果を実感しやすくなる」という傾向にすぎませんから、本書の指示をそのまま実行しようとする必要はありません。

　3回行うと言われても、体調などによってはそれがつらいと感じる人もいるでしょう。その反対に、「3回程度ではもの足りない」と感じる人もいるかもしれません。私たちの心も身体も一人ひとり個性があり、適切と感じる負荷が異なるのは当然のことです。

　また、一人ひとりの身体が違うことに加えて、たとえ同じ人の身体であっても、その時々で状況は変わります。昨日は簡単だったポーズが、今日になると体調が変化していて難しくなっている、ということもあり得るでしょう。

　ですから大切なのは、その都度、自分の心と身体にたずねること。「今の私の気力・体力でどれくらいできそうなのか」を問いかけ、手探りで見極めながら、無理なく続けていくことです。

　実際にポーズを実践してみて、「なんだかしんどいな」「昨日はあれだけできたけれど、今日はうまくいかないな」そんな違和感を察知したとすれば、それは、がんばりすぎているということかもしれません。

　過去の自分の経験や、マニュアルにとらわれることなく、「**今の自分にはこれがちょうどいい**」と、心地よさを感じられる頃合いを探ってみてください。それこそが、ヨガの効果を引き出すためのコツなのです。

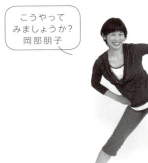

こうやってみましょうか？
岡部朋子

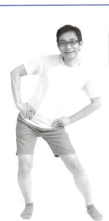

僕にはこの程度かな？
新見正則

ヨガの効果

　あらゆる病気や不調に効果的なポーズを紹介していますが、当然ながら「これさえすればすぐに治ります」という類のものではありません。

　そう言うと、メディカルヨガの効力が頼りなくて取るに足りないものだと思われるかもしれません。しかし、数千年も昔から脈々と伝承されてきたヨガのスタイルには、現代に生きる私たちの心身を健やかに調えるための智恵が詰まっています。メディカルヨガは、そうした古くからの智恵を現代の医療に生かすための手法なのです。

　ヨガがもたらす作用は、即効性を保証するものではありません。ただし、一度その効果を得ると長続きします。

　その効き方は、楽器の演奏が上達するプロセスに似ています。

　初めてピアノに触れた人にとって、美しいメロディーを奏でることは難しいもの。でも、練習を続けていくうちに少しずつ上達していく。始めのうちは伸び悩むかもしれませんが、要領をつかめば急成長することだってあるでしょう。ひとたびコツを身につけて弾けるようになれば、弾くことそのものが快適になり、安定感のある演奏力をキープできるようになります。

　ヨガも同じです。最初のうちはなかなか手応えを感じられないかもしれませんが、続けるうちに快適で効果の高いものになっていきます。もちろん、楽器の練習と同じく、スピーディーにコツをつかんで効果を得られる人もいれば、時間がかかる人もいます。急がず慌てず根気よく、ヨガに取り組んでみてください。

がんばらないのがコツ

　ヨガを行う時々に工夫してほしいのは、時間や回数といった実践量だけではありません。ポーズの形も、お手本にとらわれることなく自在にアレンジしてみましょう。

　たとえば、立った姿勢で行うポーズがつらい人は、同じような動きを、座った状態や寝転んだ状態で実践できないか試してみるといいでしょう。

　「身体が硬くて思うようにできない」という人は、「お手本通りにポーズをとりたい」と無茶をするのは危険ですからまずはやめてみましょう。身体が硬いなりに、自分なりに、できるところまでやってみればいいのです。

重視すべきは、本書を参考にしながらも自分の基準、自分の目線でヨガをしてみること。そうして続けていくうちに、心も身体も変化していきます。必要とするポーズの形も変わるかもしれませんし、行うべき回数や時間も変わっていくかもしれません。

　まずは最小限できそうなことからやってみましょう。そして、「これはよさそうだ」「もう少しやってみたい」という実感が芽生えれば、徐々に調整しましょう。メディカルヨガとは、自分の心身に耳を傾けることなのです。

ここであきらめるのは悔しいという気持ち

　片脚立ちをして、倒れないようにバランスをとってみましょう。

　慣れないうちは、身体がグラグラと揺れてしまい難しいかもしれません。最初は安定していても次第にグラついてしまう人が多いでしょう。

　身体がグラグラしてきたとき、無意識のうちに、「おっとっと」と姿勢を立て直そうとしましたか？　両手を大きく動かしてヤジロベエのように重心を調整したり、ケンケンをしながら安定する姿勢を探ったり、方法はいろいろですが、思わずバランスをとり直そうとしてしまいますね。なんとか続けようとして、懸命に策を見いだし、とっさに行動をとったのです。

　このとき私たちの心に芽生えたのは「ここであきらめるのは悔しい」という気持ち。私たちの奥底には「あきらめたくない」という本能のようなものがあるのかもしれません。日常生活では意識していなくても、こうしたささやかなきっかけで浮かび上がって、意欲を目覚めさせるのです。

　病気が長引いて気持ちが沈むと「何をやってもダメだ」「もう何もしたくない」と、ネガティブになることもあります。メディカルヨガは、つらいときに「がんばろう」と自分を無理やり鼓舞するよりも、「ここであきらめるのは悔しい」という気持ちが自然に生まれるのを助けてくれます。

　試しに、イスや壁のそばで片脚立ちをしてみることをお薦めします。もちろん、片脚立ちに限らず、腕をできるだけ長く上に挙げてみることでもいいし、どのような形でも構いません。できない自分に直面したときにこそ、「あきらめたくない」という意欲が芽生えることに気づくと思います。

究極のらくちんポーズ7選

① 緊張を緩めたい

ヨガには、「緩めたいときこそ、いったん緊張させてみる」という手法があります。意識的にほどよい刺激を与えると、リラックスできるようになります。息を吐くときは、温泉に入ったときのように「はぁ〜」と声を出してみると気持ちがいいですよ。

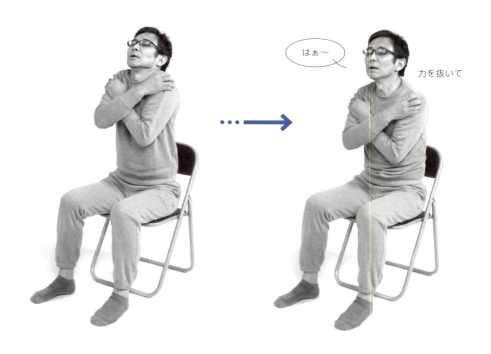

イスに座り、右手を左肩、左手を右肩にのせて、鼻から息を吸いながら肩をすくめます。

両手で肩を押し下げながら息を吐いてみましょう。3回行ったら、腕を組み替えて逆側も同様に。心の中で自分に「お疲れさま」といたわりの声をかけてみましょう。

病気になるとだれでもやる気が失せてしまいます。すこしでも前向きになれるような、至極簡単なポーズを7つ厳選しました。一般的なヨガのイメージからは遠いものですが、呼吸に合わせて動いてみる、休んでみる、これこそが病気を患っている人のためのメディカルヨガの神髄です。

② 気分を上向きにしたい

心の状態に姿勢が大きな影響を与えると考えられています。気分を上向きにしたいとき、身体を大きく広げてダイナミックに動かしてみましょう。自分なりに楽しい動き方を実践してみましょう。

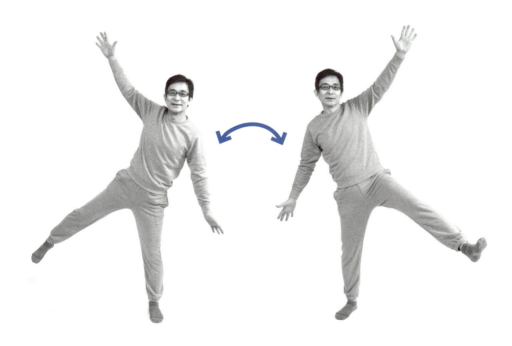

腰幅の倍くらいに両足を開き、両腕は肩の高さで伸ばします。手のひらは正面に向けて。両手両足を大きく開いた状態で、息を吸いながら左足に重心を預け、右足を宙に浮かせます。

息を吐きながら右足に重心を移動し、今度は左足を宙に浮かせます。肩はリラックスさせ15回。

究極のらくちんポーズ7選

③ リフレッシュしたい

現代社会では、デスクワークなどで前屈みの姿勢が増えています。前屈みのままで長時間過ごした身体を、少し反らして伸ばしてみましょう。アクロバティックなポーズに挑戦しなくても、ほんの少し伸びをするだけで気分の変化を実感できます。

イスに座り、頭の後ろで手を組みます。

大きく息を吸い、ゆっくりと吐きながら頭の重みを両手に預け、5秒キープ。バランスを感じてみます。

2〜3回。

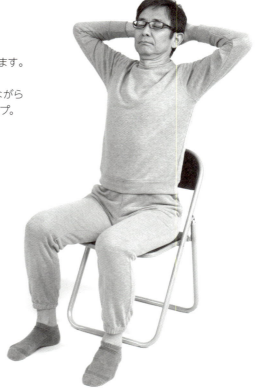

④ ちょっと逆さにしてみよう

下半身にたまった身体の中の水分が、鎖骨に向かって流れていくようなイメージでやってみましょう。お腹と脇が伸びる心地よさとともに心も解放される気持ちよさを味わってみましょう。

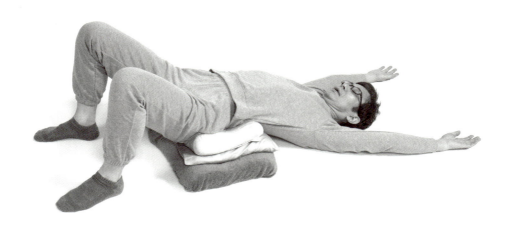

重ねた枕の上に腰を乗せて仰向けになり、
足を腰幅に開いてヒザを立てます。
ヒジを軽く曲げ両腕は床で万歳し、手のひらは天井に向けましょう。

鼻で気持ちよく空気を吸い込み身体の力を抜きながら
全部吐き出しましょう。
吸う息とともに胸をふくらませた後で息を吐き出す。

5回繰り返し。

究極のらくちんポーズ7選

⑤ 運動不足を解消したい

楽しく安全に運動不足を解消したい人に、お尻歩きをお薦めします。お尻や太もも、お腹、脇、背中など、身体のあらゆる部分の筋肉を複合的に動かすことができます。いつも使われていない筋肉を動かす気持ちよさを体感してみましょう。

床に座り、足を前に伸ばします。
ヒザは軽く曲げていてOKです。

腕を元気に振って1～2分、
お尻で前や後ろに歩いてみましょう。
うまく歩けなくても大丈夫。
お尻で歩くという行為そのものを
楽しむ気持ちでトライしましょう。

イスの上で行ってもOKです。

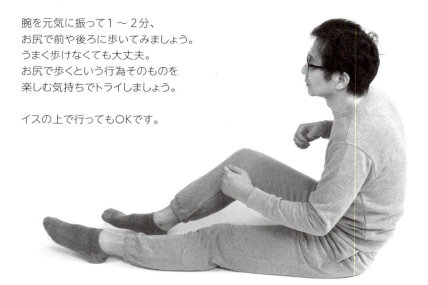

❻ 何もかも忘れて心を休めたい

ストレスで気持ちが落ち込み、「心を休めたい」と感じるときにはヨガの休息法をお薦めします。お腹の下に枕を置いてうつぶせになると、自然に呼吸に意識が向きます。枕にお腹をゆだねた状態で自分の呼吸のリズムを感じていると、心に落ち着きが戻ってくるのを感じます。

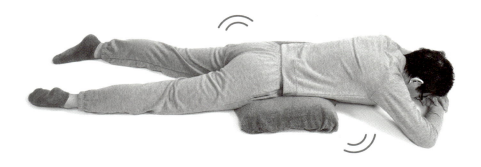

お腹の下に枕を置いてうつ伏せになり、
おでこを手枕にのせます。

顔は横に向けてもOKです。

腰をゆっくりと大きく左右に揺すり、
その揺れを身体全体に波及させるようにして、
全身の力を抜きましょう。

疲れたら揺するのをお休みしてもいいでしょう。
休み休み2〜3分続けます。

究極のらくちんポーズ7選

⑦ 静かに休んで体力を回復させたい

疲れきっているときや、気分が落ち込んでいるとき、仰向けの姿勢さえもつらいことがあります。横向きで身体を休ませるらくちんポーズをお薦めします。枕で頭や足を支えることで背中が床と水平に保たれ、休息の質が高まります。

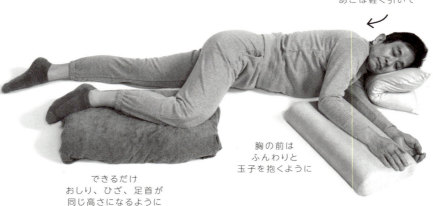

あごは軽く引いて

胸の前は
ふんわりと
玉子を抱くように

できるだけ
おしり、ひざ、足首が
同じ高さになるように

左肩を下にして横たわり、頭は折りたたんで
少し高さをつけた枕にのせます。
右ヒザを曲げてその下に枕を置きます。

軽くあごを引いてそっと目を閉じ、自分の心臓を観察する
イメージでしばらく休息しましょう。

心臓への意識を徐々に自分のゆっくりとした
呼吸に向けていきます。

呼吸のペースを観察しながらしばらく身体を休めましょう。

不調の原因別ポーズ

不調の原因別ポーズ **呼吸器の悩み**

Case1
息が苦しい

不安で心が押しつぶされそうなとき、息苦しいことがありますね。自分自身に「安心していいんだよ」というメッセージを送ってみましょう。

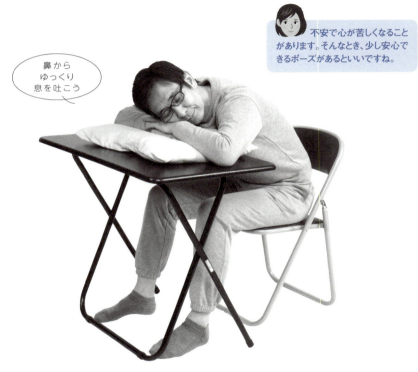

イスに座り、手枕をつくって片側の耳を当てます。手枕に頭を預けて肩の力を抜いたら、頬をリラックスさせて、できるだけなめらかに鼻で呼吸します。鼻が詰まっているときは口でもOK。楽な側、片側だけでもOK。3～5分ほど。

 形にこだわらず、自分がリラックスできる姿勢を見つけることが一番。そのときに、この姿勢が参考になるはずだ。きっと多くの人が好感を持つポーズだと思う。

不調の原因別ポーズ **呼吸器の悩み**

Case2
呼吸が浅くて速い

「大きく呼吸をして」と言われるとつい吸いすぎてしまいがち。とくに現代は何かと急かされて呼吸が速く浅くなりがちです。意識して細く長く吐くリズムで呼吸してみましょう。

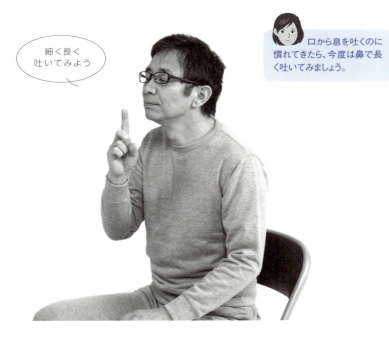

（細く長く吐いてみよう）

（口から息を吐くのに慣れてきたら、今度は鼻で長く吐いてみましょう。）

呼吸器／消化器／循環器／泌尿器／運動器／耳・鼻・眼／皮膚／こころ／子ども／女性／高齢者／がん／重病／痛み／その他

イスに座り、人さし指を口の前に立てます。鼻から息を吸って、人さし指に向かって口から息を吐きます。できるだけ細く長く、息を吐き切りましょう。5回繰り返し。

日常生活の中で、呼吸に意識を向けることは少ないだろう。目の前にある自分の指に意識を向けて、呼吸をしてみよう。それだけでおもしろいことが起こる。呼吸が深くゆったりとしてくるのだ。こんな呼吸が日ごろからできれば最高。

不調の原因別ポーズ **呼吸器の悩み**

Case3
鼻のむずむず

鼻がむずむずするときは、この呼吸法で長く息を吐いてみましょう。長く吐いていると自然と鼻が通っていきます。

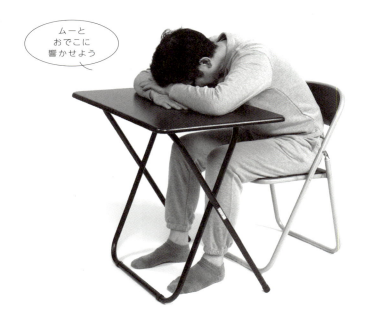

ムーと
おでこに
響かせよう

イスに座り、手枕におでこを預けるようにしてうつぶせます。目を閉じて鼻から息を吐きながら、頭蓋骨に響かせるように「ムー」とハミングしてみましょう。5秒を目標にできるだけ長く息を吐きます。自分のハミングに意識を集中させてみましょう。

むずむずとした気持ち悪い感覚が、さらに症状を悪化させることがある。西洋医学的な治療を行うほうがいいケースもあるだろう。そのうえで、このように意識を息に向けてみよう。不思議なことに、息がしやすくなる場合がある。

不調の原因別ポーズ　**呼吸器の悩み**

Case4
熱っぽい

発熱を「がんばりすぎですよ、少し休みなさい」というメッセージとして受け止めてみましょう。この体勢なら身体をラクに休めることができます。

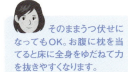

そのままうつ伏せになってもOK。お腹に枕を当てると床に全身をゆだねて力を抜きやすくなります。

ゆっくり揺らしながら体の力を抜いていこう

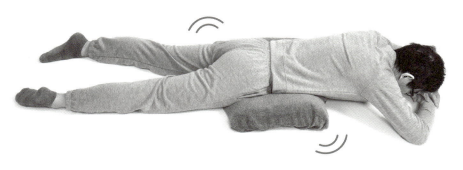

お腹の下に枕を置いてうつ伏せになり、おでこを手枕にのせます。顔は横に向けてもOK。腰をゆっくりと大きく左右にゆすり、その揺れを身体全体に波及させるようにして、全身の力を抜きます。休み休み2〜3分続けてみましょう。

腹ばいの姿勢でリラックスするのは、実は難しいことだ。しかし、お腹に枕をあてれば気持ちよさが増す。些細なことに思えるが、とても効果的。枕の位置を少し変えるだけでも感覚が違うから、いろいろと試してみよう。

呼吸器／消化器／循環器／泌尿器／運動器／耳・鼻・眼／皮膚／こころ／子ども／女性／高齢者／がん／重病／痛み／その他

不調の原因別ポーズ　**呼吸器の悩み**

Case5
だるい

だるいとき、疲れているときは仰向けも意外と疲れますね。横向きも首が曲がったり、骨盤が傾いたり、背骨が湾曲したりして、リラックスできないと体勢を変えたくなります。枕を使って頭や足を支え、胸を開放すれば呼吸もラクになりゆっくり休むことができます。

入院や自宅療養などで長期間にわたって寝ていなければならないとき、快適な姿勢を保つことを知っておくと役に立ちます。病気の人のみならず、健康な人の日常生活にも活かしていただけますね。

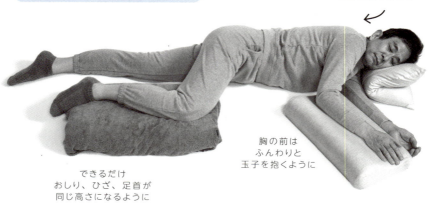

あごは軽く引いて

胸の前は
ふんわりと
玉子を抱くように

できるだけ
おしり、ひざ、足首が
同じ高さになるように

左肩を下にして横たわり、枕に頭をのせます。右ヒザを曲げ別の枕にのせます。軽くあごを引いてそっと目を閉じ、自分の心臓に意識を向けてしばらく休んでみましょう。その後しばらく自分の呼吸にも意識を向けてみましょう。

寝るときに気持ちがいい姿勢がよくわからない、ということはないだろうか。そんなときは、枕などの道具を使って気持ちいい姿勢を積極的に探してみればいい。

不調の原因別ポーズ **消化器の悩み**

Case6
下痢・便秘1

あごを引くと、自然とまぶたも閉じます。これは、本屋さんに行くとトイレに行きたくなるというのに似ていますね。うまくリラックスできるようになるとお腹も活動を始め、徐々に調子が整っていきます。

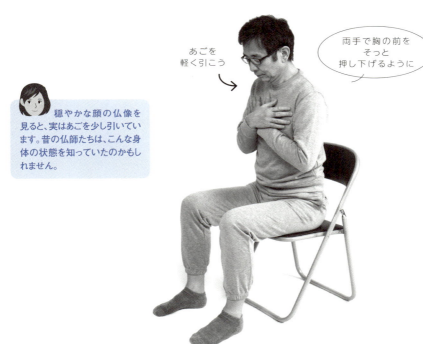

あごを軽く引こう

両手で胸の前をそっと押し下げるように

穏やかな顔の仏像を見ると、実はあごを少し引いています。昔の仏師たちは、こんな身体の状態を知っていたのかもしれません。

イスに座り、両手を胸で重ね軽くあごを引きます。まぶたを閉じたまま、自分の心臓に意識を傾けましょう。さらに呼吸のリズムをゆっくりにすると、気持ちも穏やかになっていきます。2〜3分行ってみましょう。

心の不調から引き起こされる腹部症状は、確かに少なくない。昨今のストレス社会ではなおさらだ。ひととき呼吸に意識を向けて、気持ちを落ち着かせてみよう。

不調の原因別ポーズ **消化器の悩み**

Case7
下痢・便秘2

舌を思いっきり出すと、頬やあごの緊張が緩みます。顔の筋肉から胸の筋肉まで緩めると、さらに呼吸がしやすくなります。呼吸とともに自律神経のバランスも整え、お腹のコンディションも整えましょう

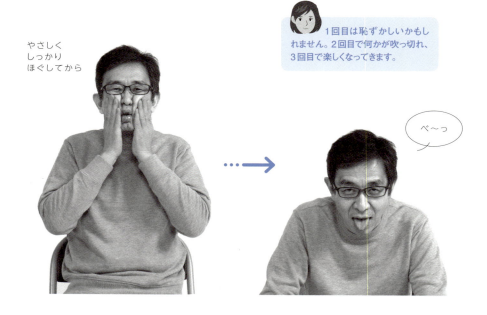

やさしく
しっかり
ほぐしてから

1回目は恥ずかしいかもしれません。2回目で何かが吹っ切れ、3回目で楽しくなってきます。

べ〜っ

①額や頬を手のひら全体でなで、顔全体をほぐしましょう。
②鼻から大きく息を吸って、口から息を吐きながら舌をべーっと出して3秒キープ。舌の付け根をストレッチするつもりでやってみましょう。目線は、自分の眉間を睨むイメージ。3回繰り返し、自分の気持ちの変化を観察してみましょう。

舌を出すことが内臓の活性化と関連すると言われているのだそうだ。理屈はさておき、試しにやってみよう。僕のようなへそ曲がりはなおさら、あれこれ考えずに実践してみればいいのだ。

不調の原因別ポーズ **消化器の悩み**

Case8
腹部膨満感1（食べ過ぎ）

食べ過ぎなどでお腹が苦しいときには、少し動くのもいやですね。無理せずにほんの少しずつほぐしてみましょう。少しずつでも動けるようになると、気分もよくなります。

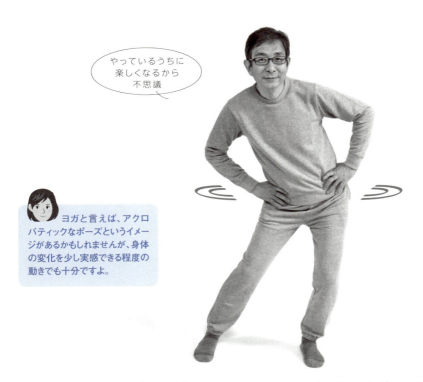

やっているうちに楽しくなるから不思議

ヨガと言えば、アクロバティックなポーズというイメージがあるかもしれませんが、身体の変化を少し実感できる程度の動きでも十分ですよ。

腰幅よりもやや広めに足を広げて立ち、両手は腰骨に当てます。鼻で呼吸しながら、床と水平に円を描くようにして腰骨をゆっくり回します。吸いながら半周、吐きながら半周を目安に腰を回転させましょう。左右15回ずつが目標です。

最初から大きな挑戦をするのはケガのもと。自分にできることをちょっとずつ広げていけばいい。お腹が苦しいときにも、ちょっとずつならこの姿勢に挑戦できるだろう。不思議な姿勢だけど、ちょっとやってみればいい。

不調の原因別ポーズ **消化器の悩み**

Case9
腹部膨満感2（便秘）

「ガス抜きのポーズ」と呼ばれています。片ヒザを胸に引き寄せ、ヒザや股関節の柔軟性を高めます。胸に引き寄せた太ももでお腹を圧迫しながら、息を吐き出しましょう。身体の中からガスを押し出すようなつもりで。

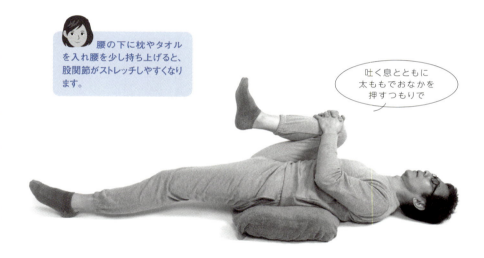

腰の下に枕やタオルを入れ腰を少し持ち上げると、股関節がストレッチしやすくなります。

吐く息とともに太ももでおなかを押すつもりで

仙骨の下に枕を置いて仰向けになり、左足はかかとを突き出すように伸ばし、右足はすねを両手で抱えるようにして胸に引き寄せます。息を吸って、吐き出しながらすねをさらに胸に引き寄せます。太ももでおなかを圧迫するように。吐き切ったら、自然に息を吸って、再び息を吐きながら引き寄せ5回繰り返します。逆の足も同様に。

和式トイレが減ったことで、しゃがむ姿勢をとることが少なくなった。その影響もあり胸とヒザをつける姿勢がつらい人は多い。無理のないように仰向けの姿勢になって、じっくりと挑戦してみよう。

不調の原因別ポーズ **消化器の悩み**

Case10
糖尿病（基礎代謝を上げたい）

食べたものをしっかりと燃焼させるには、基礎代謝を上げることが大切。お腹の底まで届くような深い呼吸で、吸いこんだ息がしっかりと身体を巡るようにやってみましょう。

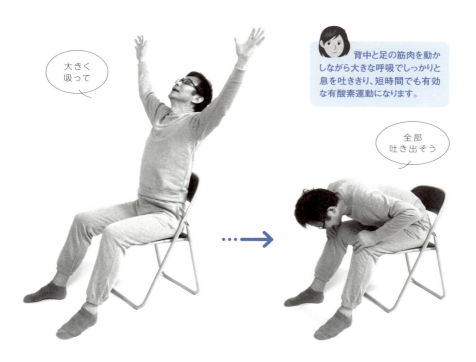

①イスに深く座り、足は腰幅に開きます。鼻から息を吸いながら両手を上げ、胸を大きく開きます。
②上げた手をヒザにのせ、鼻から息を吐き出しながら、股関節から上半身を折りたたむように大きく前に倒します。息を吐ききったら頭を下げたまま2〜3秒脱力。ゆっくりと身体を起こして3回繰り返します。

 ヨガで糖尿病が治るわけはない。でも、セルフケアによって糖尿病の症状が楽になるということは、多々あるようだ。少しでも身体にいいならやってみよう。そんな気持ちでメディカルヨガを実践すればいい。

不調の原因別ポーズ　**消化器の悩み**

Case11
老廃物の排出をうながそう

「上半身をひねって戻す」たったこれだけでも呼吸にメリハリが生まれます。また、同時に血の流れもよくなります。老廃物の排出も促されます。

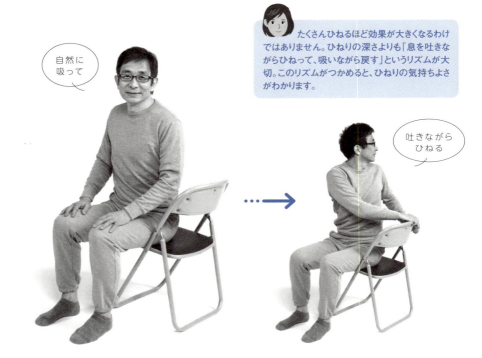

たくさんひねるほど効果が大きくなるわけではありません。ひねりの深さよりも「息を吐きながらひねって、吸いながら戻す」というリズムが大切。このリズムがつかめると、ひねりの気持ちよさがわかります。

自然に吸って

吐きながらひねる

①イスの背もたれが身体の横にくるようにして座ります。
②背もたれを両手で持ち、息を吸って背筋を伸ばします。息を吐きながら、背もたれに向き合うように上体をひねり、息を吐き切ったら、吸いながら戻します。5回行ったら逆方向もやってみましょう。

老廃物とは、体内に溜まった毒のこと。このポーズによって、なぜ、どんな毒が排出されるのかは不明だ。でも、そんな効果がありそうだと思って試してみるのもいい。

不調の原因別ポーズ 消化器の悩み

Case12
二日酔い

二日酔いを治す薬はありません。「少しでもよくなるように」自分の身体と向き合ってみましょう。

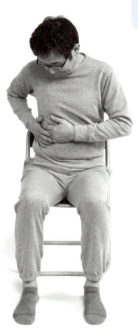

いつもありがとう
（体に感謝の
気持ちをもとう）

飲み過ぎてしまったとき、少しでも早く元気になりたいですね。

イスに座り、手のひらをこすり合わせて温めます。手のひらを肝臓がある右の脇腹あたりにあてて、手から肝臓へと温かさを送り込むようなイメージでゆっくりと鼻呼吸します。20呼吸ほど繰り返します。

僕には、手の温かさが肝臓まで届くとは思えない。だけど、そんなイメージでやることが大切なのだ。そんなイメージでやってみるうち、二日酔いが楽になっている気がするから不思議なものだ。

不調の原因別ポーズ **消化器の悩み**

Case 13
吐き気・めまい

吐き気やめまいは「助けて！」という身体のサイン。ゆっくりとした呼吸で気持ちを整えましょう。

> どうしようもないときこそ（どうしようもないときでも？）自分の身体の声に耳を傾けてみる。まずはそこから始めてみましょう。

> 吐く息とともに身体の力を抜いていこう

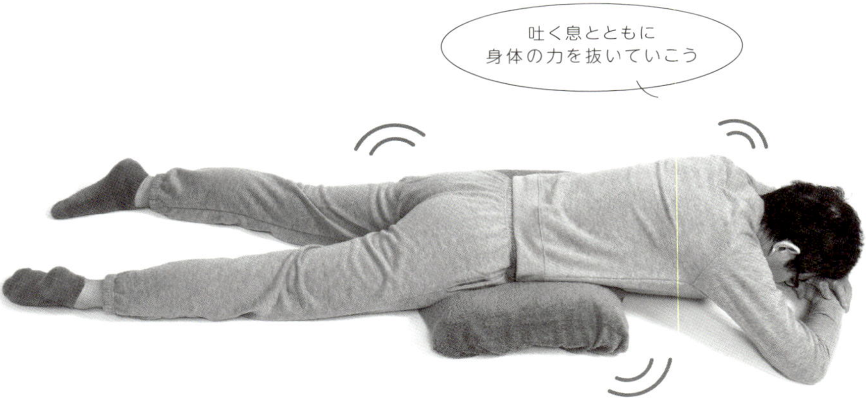

お腹の下に枕を置いてうつ伏せになり、おでこを手枕にのせます。顔は横に向けてもOK。腰をゆっくりと大きく左右にゆすり、その揺れを身体全体に波及させるようにして、全身の力を抜いてみましょう。1〜2分続けます。

> まずは心を落ち着けることが大切だが、これが難しい。そんなときほど、不安が不安を増幅させる。だからこそ、心を落ち着けるための方法を自分なりに会得していれば、ピンチのときにも安心だ。いざというときのためにも、このポーズにトライしてみよう。

サイドバー：呼吸器 / 消化器 / 循環器 / 泌尿器 / 運動器 / 耳・鼻・眼 / 皮膚 / こころ / 子ども / 女性 / 高齢者 / がん / 重病 / 痛み / その他

不調の原因別ポーズ **消化器の悩み**

Case14
口のかわき

ヨガでは「ライオンのポーズ」と呼ばれています。舌をベーッと出すことで唾液が出やすくなると言われています。口の中で舌を転がすように動かしてみてもよいでしょう。

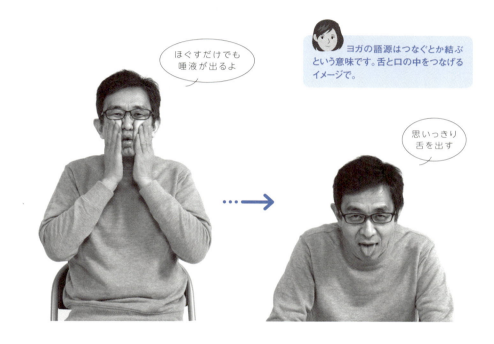

（ほぐすだけでも唾液が出るよ）

ヨガの語源はつなぐとか結ぶという意味です。舌と口の中をつなげるイメージで。

（思いっきり舌を出す）

① 額や頬を手のひら全体でなで、顔全体をほぐしましょう。
② 鼻から大きく息を吸って、口から息を吐きながら舌をべーっと出して3秒キープ。舌の付け根をストレッチするつもりでやってみましょう。目線は、自分の眉間を睨むイメージ。3回繰り返し、自分の気持ちの変化を観察してみましょう。

 口渇がこんなポーズで楽になるのだろうか。疑いたくなる。疑い出せばきりがないが、ポーズは簡単だしお金もかからず害がない。だから、ともかくやってみること。そのうえで、自分が楽になれるポーズだと感じるなら続けてみればいい。

呼吸器／消化器／循環器／泌尿器／運動器／耳・鼻・眼／皮膚／こころ／子ども／女性／高齢者／がん／重病／痛み／その他

不調の原因別ポーズ **循環器の悩み**

Case 15
ストレスによる動悸・高血圧

メディカルヨガでは、深呼吸で呼吸のリズムを整えれば緊張がやわらぐと考えます。胸の前で両手を重ねて心拍リズムを調えましょう。

呼吸器 / 消化器 / 循環器 / 泌尿器 / 運動器 / 耳・鼻・眼 / 皮膚 / こころ / 子ども / 女性 / 高齢者 / がん / 重病 / 痛み / その他

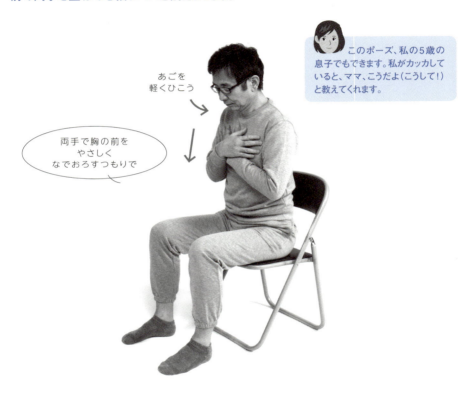

あごを軽くひこう

両手で胸の前をやさしくなでおろすつもりで

このポーズ、私の5歳の息子でもできます。私がカッカしていると、ママ、こうだよ(こうして!)と教えてくれます。

イスに座り、両手を胸の前で重ねて軽くあごを引きます。軽くまぶたを閉じ、心臓に意識を集中してみます。さらに呼吸のペースをできるだけゆっくりにしてみましょう。2〜3分行います。

ストレスを感じたとき、サラッと流せるのはストレスに強い人。でもそんな人も、ストレスから完全に逃れることはできない。自分なりのストレス撃退法を手に入れるべく、少しずつポーズに挑戦してみよう。

不調の原因別ポーズ **循環器の悩み**

Case16
ふくらはぎが重苦しい

下半身の筋肉が衰えると、血液やリンパ液が心臓へ戻る力も弱くなります。ふくらはぎの筋肉を鍛えたくても激しい運動をするのはつらいもの。座ったままできるふくらはぎのエクササイズをご紹介します。

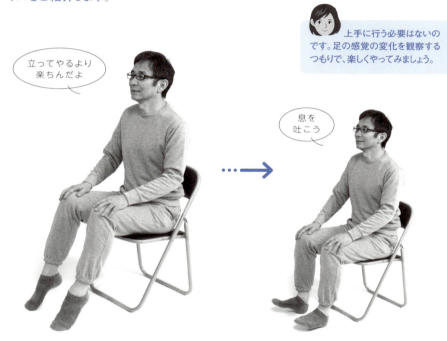

呼吸器 / 消化器 / 循環器 / 泌尿器 / 運動器 / 耳・鼻・眼 / 皮膚 / こころ / 子ども / 女性 / 高齢者 / がん / 重病 / 痛み / その他

① イスに座り、足は腰幅に開いてかかとを床につけます。息を吸いながら両方のかかとを持ち上げ、小休止。
② 息を吐きながらかかとを床に下ろします。10回繰り返しましょう。

貧乏揺すりは、ふくらはぎの運動になる。このポーズも同じようにいい運動になるだろう。座って行ってもいいし、立ったまま行うのもいい。いつでもどこでもできるから、思い立ったらやってみよう。

不調の原因別ポーズ　**循環器の悩み**

Case17
緊張感が緩まない1

循環器関係の疾患の人に過緊張や神経質という傾向があると言われています。「手抜きができない」「完璧主義」といった性格が病の引き金になってしまうかもしれません。ほんの少し気持ちがラクになるように、目と耳からの情報をシャットアウトしてみましょう。

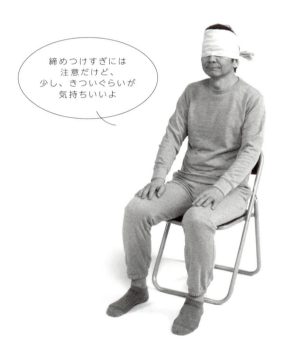

締めつけすぎには注意だけど、少し、きついぐらいが気持ちいいよ

アメリカのヨガの教科書では包帯で巻くのですが、私はこの方法をおすすめします。

イスに座り、スカーフや手ぬぐいなどで頭全体を巻きます。耳と目が隠れ、鼻にはかからないようにして、軽い圧迫を感じるぐらいの強さで縛ります。あごを軽く引き、ゆっくりと鼻で呼吸。2分たったら結び目を解き、ゆっくりと目を開けて頭の解放感を味わってみましょう。

病院で血圧を測ると、自宅での計測値よりも高くなるというのは常識。病院にいるという状況が緊張感を生み、血圧が上がるのだ。だから、血圧は自宅で測るといい。ヨガの前後にも血圧測定をして、比べてみればいい。

不調の原因別ポーズ **循環器の悩み**

Case18
緊張感が緩まない2

緊張しがちな人がリラックスするのは意外と難しいもの。「力を抜こう」とがんばるより、一度力を入れてみるとうまくいきます。力を込めた後で解放すれば、自然とリラックスできますね。この感覚を身体で覚えておけば、困ったときにはいつでも実践できるでしょう。

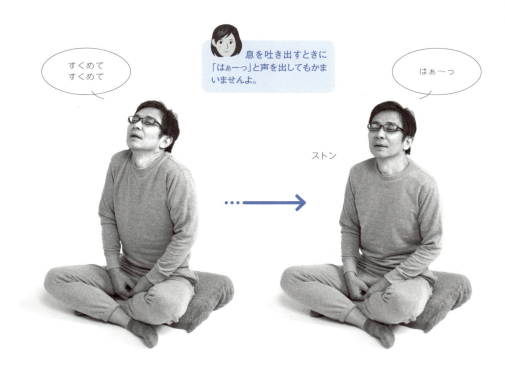

①鼻からゆっくりと息を吸いながら、両肩をぎゅーっとすくめるように持ち上げる。
②続いて、息を吐くのと同時に、肩の力を抜いてストンと落とします。

どんな症状や病も、ストレスが関連すると考えられている。このポーズのように簡単なことで、ストレスが少しでも軽減するなら儲けもの。精一杯試してみて、気持ちよければ継続すればいい。継続こそが力なり。

不調の原因別ポーズ **循環器の悩み**

Case19
気持ちが落ち着かない

「1、2、3、4、5…」と数えると、なぜか急いで数えてしまいがちです。病気のときは、先の見えないトンネルの中にいるような落ち着かない気持ちになることがありますので「5、4、3、2、1」とゼロに向かってカウントして、物事にはいつか終わりがくるということを実感してみてもいいですね。

呼吸器 / 消化器 / 循環器 / 泌尿器 / 運動器 / 耳鼻眼 / 皮膚 / こころ / 子ども / 女性 / 高齢者 / がん / 重病 / 痛み / その他

ヨガでは時間の概念が私たちの苦しみの元になると考えられています。時間から自由になりましょう。

簡単にできる発想の転換法！

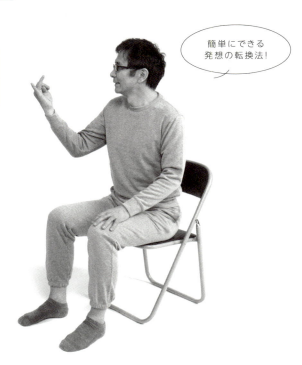

5カウントを指折り数えながら、息を吐く。3回行った後、気持ちの変化を観察してみましょう。

ゆっくりと数をカウントすることが少なくなった。「ゆっくり」を楽しむ機会が減っているのだ。時には、スローな時間の流れを味わってみよう。終わりに向ってカウントすることは相当効果的です。半分を過ぎると終わりはみえてきます。

不調の原因別ポーズ **泌尿器の悩み**

Case20
尿漏れ1

骨盤底筋や太ももの内側の筋肉の衰えとともに、尿漏れの悩みが増えます。普段はなかなか使う機会がない筋肉ですから、意識してトレーニングしてみましょう。

> このポーズ、実はいろいろな筋肉を総動員します。肩甲骨、腹筋、脇腹、内もも、おしり、これらの見事な調和なのです。

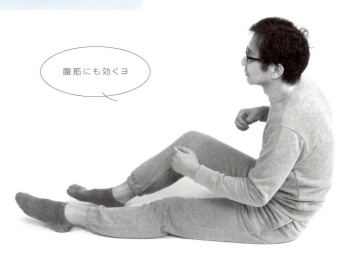

腹筋にも効くヨ

床に座り、足を前に伸ばします。ヒザは軽く曲げてもOK。腕を元気に振りながら1〜2分お尻で歩いてみましょう。うまく歩けなくてもよいので、お尻で歩くという行為を楽しんでみましょう。イスの上でもOK。

 お尻で歩くのは難しい。特に初めての人には。だからこそ、日ごろ使わない筋肉の鍛錬としておすすめだ。お尻を締めるためのトレーニングと思ってトライしてみよう。最初はつらいけど、段々上手になりますよ。それが楽しい！

不調の原因別ポーズ **泌尿器の悩み**

Case21
尿漏れ2

骨盤周りの筋肉を無理なく強化し、尿漏れを軽減させましょう。このポーズでは、枕で腰を支え、腰への負担を減らしています。足の内側の筋肉を鍛えるのに効果的です。

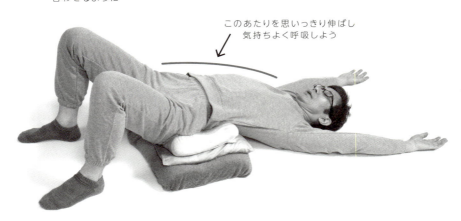

意識しなければヒザ同士が離れていってしまいます。足をそろえてキープするだけでもよい運動です。

両ヒザをできるだけ合わせるように

このあたりを思いっきり伸ばし気持ちよく呼吸しよう

重ねた枕の上に腰を乗せて仰向けになり、足を腰幅に開いてヒザを立てます。両腕は無理のない範囲でバンザイし、手のひらを天井に向けます。大きく息を吸いながら胸をふくらませ、ゆっくり息を吐きます。5回繰り返し。

骨盤まわりの筋肉を鍛える体操によって尿漏れが軽減することは知られていて、泌尿器科でもよくすすめられている。骨盤の筋肉を締める動きも加えると、ますます効果的だろう。

不調の原因別ポーズ **泌尿器の悩み**

Case22
インポテンツ

ヨガでは、股関節の柔軟性を高めれば、骨盤内の血液やリンパ液の循環を促進できるので、インポテンツの緩和にもつながると考えられている。

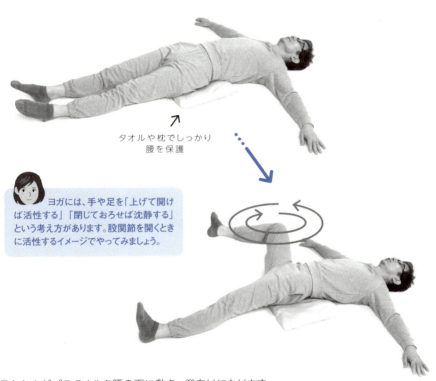

タオルや枕でしっかり腰を保護

ヨガには、手や足を「上げて開けば活性する」「閉じておろせば沈静する」という考え方があります。股関節を開くときに活性するイメージでやってみましょう。

①たたんだバスタオルを腰の下に敷き、仰向けになります。
②片ヒザを持ち上げ、ヒザで大きく円を描くようにしてまわします。5回まわしたら逆向きに、逆の足も同様にやってみましょう。

僕には、股関節の柔軟性を高めるだけでEDが治るとは思えない。でも、理屈を並べる前に、ちょっとやってみよう。不思議と治ることもあるのかもしれない。ヒザを外側に倒す姿勢は日常ではほとんどありません。ぜひトライしてください。

不調の原因別ポーズ　運動器の悩み

Case23
腰痛予防
（腰への負担を減らしたい）

足首やヒザ、股関節などの動きが鈍くなると、歩行時の腰への負担が大きくなり、腰痛を引き起こすことがあると言われています。下半身の関節の柔軟性を取り戻せれば、歩くときの衝撃を緩和することができます。

> 立ち仕事に従事する31歳男性より。「夕方になると腰が痛くなっていたのですが、出勤前にこのポーズを習慣化するようになり、腰の疲れがラクになりました」

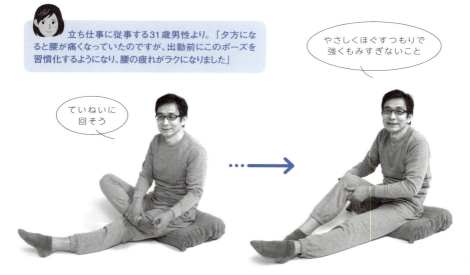

ていねいに回そう

やさしくほぐすつもりで強くもみすぎないこと

① 床に座り、右足首を太ももの上にのせます。右手で足首を固定し、左手でつま先をつかんでぐるぐるとまわします。20回ほどまわしたら逆まわし。

② 足首の位置を戻し、右ヒザの裏に両手の中指・薬指・小指の腹を当てます。指の腹でヒザの裏をやさしくもみながら、ひと呼吸ごとに柔らかくほぐれていく様子をイメージしましょう。1分ほど行ったら、一連の流れを逆足も同様に。

> 足の運びが悪いと、腰痛になることがある。インソールを調整したり歩き方を工夫したりすれば、ラクになることもある。足の関節をほぐして歩きやすくすることもまた、効果的な腰痛予防になる。

不調の原因別ポーズ **運動器の悩み**

Case24
腰痛1（腰が痛くて動かすのが怖い）

腰痛にとって一番よくないのは、痛みを怖れて動かせなくなってしまうこと。そうなると負のスパイラルでさらに恐怖心や警戒心が倍増し、身体はますます緊張します。

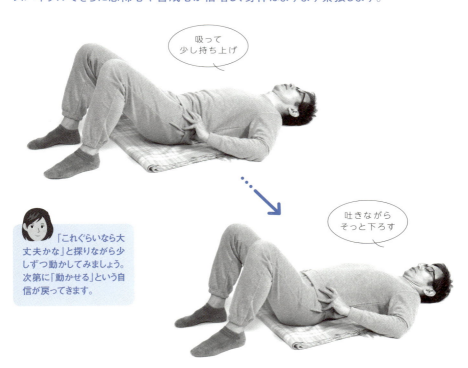

「これぐらいなら大丈夫かな」と探りながら少しずつ動かしてみましょう。次第に「動かせる」という自信が戻ってきます。

腰の下に畳んだバスタオルを敷いて仰向けになります。足を腰幅に開いてヒザを立て、手は腰骨に添えましょう。息を吸いながら腰からお尻をほんの少し浮かし、吐きながら腰骨を床に押しつける動きを10回繰り返す。ゆっくりとした呼吸のリズムに合わせて骨盤を小さく前後に動かすようなイメージで。

腰をちょっと持ち上げるイメージですよ。できる範囲でやりましょう。少しでも筋力がつくと腰痛は相当ラクになりますよ。

不調の原因別ポーズ **運動器の悩み**

Case25
腰痛2（腰が痛くて動かすのが怖い）

骨盤は、たくさんの筋肉に包まれています。ヨガのポーズによって、骨盤周りの筋肉が動きやすい状態を整えましょう。歩くときにかかる足への負担が減り、腰を動かすことへの恐怖もやわらぎます。

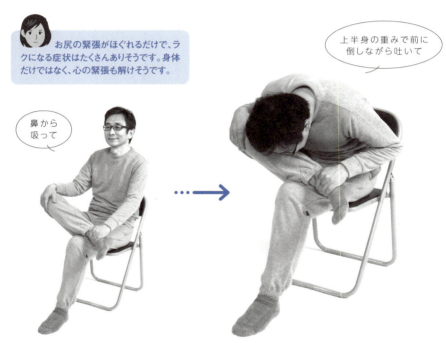

お尻の緊張がほぐれるだけで、ラクになる症状はたくさんありそうです。身体だけではなく、心の緊張も解けそうです。

鼻から吸って

上半身の重みで前に倒しながら吐いて

①イスに深く腰掛け、右足首を左太ももの上にのせます。
②鼻から息を吸い、ゆっくりと吐き出しながら上半身を前に倒します。倒しきったところで静かに3回鼻呼吸した後、息を吸いながら元の姿勢に戻る。身体が硬い人は、無理のない範囲で前に倒してみましょう。

 腰痛に悩む人は多い。西洋医学的な治療をしながらも「もっとよくなる方法はないだろうか」と模索している人も、たくさんいるだろう。そんな人は、選択肢のひとつとしてヨガを試してみよう。

不調の原因別ポーズ **運動器の悩み**

Case26
ぎっくり腰の予防

前屈するときに、へその位置で身体を折り曲げる人がいます。このやり方はぎっくり腰の原因になります。ヒザを軽く曲げた状態で、股関節を起点にして前屈することを習慣づけましょう。

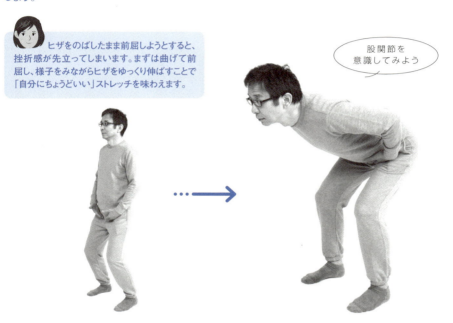

ヒザをのばしたまま前屈しようとすると、挫折感が先立ってしまいます。まずは曲げて前屈し、様子をみながらヒザをゆっくり伸ばすことで「自分にちょうどいい」ストレッチを味わえます。

股関節を意識してみよう

① 足を腰幅に開いて立ち、軽くヒザを曲げます。
② 股関節に両手を当て、股関節を起点にして上半身を前に倒します。背骨をできるだけまっすぐにして行うことがポイントです。息を吐き切ったら、鼻からゆっくりと息を吸い、股関節を起点にして上半身を起こします。背中をできるだけまっすぐに保ったまま元の姿勢に戻り、3回繰り返す。

腰痛のときは、ヨガの出番。ただし、運動を行ってよい腰痛かどうか、まずは整形外科で確認してからにすべき。西洋医学の診断を優先させることを忘れずに。前屈はけっこう難しいのです。無理せず、ぼつぼつ曲げる角度を増やしましょう。

不調の原因別ポーズ **運動器の悩み**

Case27
四十肩1

ヨガでは、腕の前面の筋肉が縮むと、肩甲骨の動きが悪くなり四十肩や肩こりなどに発展すると考えます。腕のヨガで肩の不調を緩和させましょう。

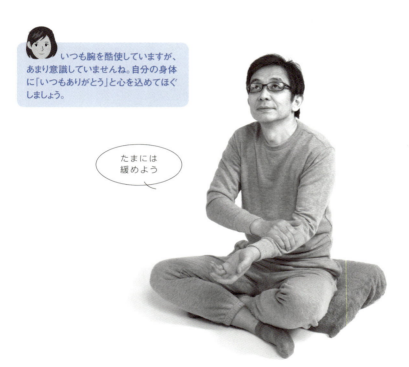

いつも腕を酷使していますが、あまり意識していませんね。自分の身体に「いつもありがとう」と心を込めてほぐしましょう。

たまには緩めよう

楽な姿勢で座り、両腕を揉みほぐします。手のひらから脇にかけて、圧迫したりつまんだりするようにして、ゆっくりとほぐしましょう。

腕の前面の筋肉が縮むことで、肩甲骨の動きが悪くなるとは思えない。しかしこれは、西洋医学的な考え方。ヨガ的に考えれば、きっと理由があるのだろう。「治れば儲けもの」というくらいの軽い気持ちでやってみてもいいと思う。

| 不調の原因別ポーズ | **運動器の悩み** |

Case28
四十肩2

腕を動かしているのは、腕や肩の筋肉だけではありません。腰の筋肉も連動して、腕の動きを担っています。ヨガでは腰の筋肉をメンテナンスすることで腕の動きがスムーズになり、肩への負担も軽減されると考えます。四十肩の緩和にもつながりますね。

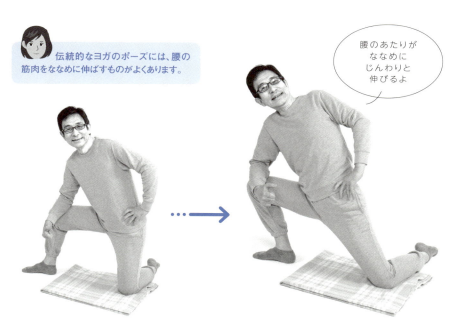

伝統的なヨガのポーズには、腰の筋肉をななめに伸ばすものがよくあります。

腰のあたりがななめにじんわりと伸びるよ

① 左ヒザを床につけ、右ヒザは右に向けて立てます。右ヒジを右太ももの上にのせ、左手は腰に当てます。
② 右ヒジに体重をかけるようにして上半身を右に傾け、左の体側を伸ばします。上半身を軽くひねるようにし、胸を天井に向ければ、さらに効果的です。ゆっくり5呼吸ほどキープし、逆側も同様に。

 こんなポーズで四十肩が治るのだろうか。不思議かもしれないが、とりあえずやってみよう。疑い始めればきりがない。やってみて有効なら続行する。それでいいと思う。

不調の原因別ポーズ **運動器の悩み**

Case29
四十肩3

ヨガは自分の身体に「今日の具合はどうだろう」と語りかけ、対話をするつもりでやってみましょう。負荷を自身の身体の重みにすれば、無理がないよう調整できます。痛みとの向き合い方も変わってくるかもしれません。

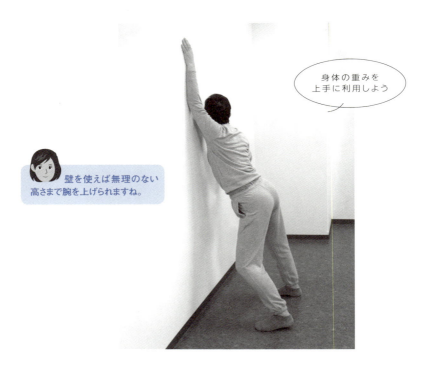

壁を使えば無理のない高さまで腕を上げられますね。

身体の重みを上手に利用しよう

壁と身体の間に1歩分空けて立ちます。片腕を上げ、手のひらを壁に当てます。鼻から息を大きく吐き出しながら、脇の下を壁に押しつけるように伸ばします。息を吸いながら身体を戻し、3回繰り返し、反対も同様に。イスに座って行ってもOK。

整形外科に行っても肩の痛みがよくならないという患者さんは多い。漢方やリハビリなどもいいが、ヨガによる長期的な運動療法が功を奏することもある。高いところにある窓を掃除したり、床を拭いたりするのもいい。いろいろと試してみよう。

不調の原因別ポーズ **運動器の悩み**

Case30
ロコモティブシンドローム1

筋肉や関節などの機能は、加齢とととともに衰えます。無理をせず、少しでも気持ちよさを感じられるようなエクササイズを続けましょう。

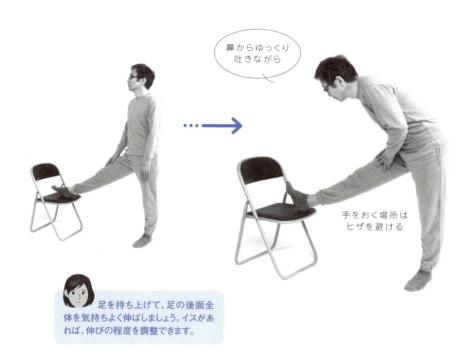

鼻からゆっくり吐きながら

手をおく場所はヒザを避ける

足を持ち上げて、足の後面全体を気持ちよく伸ばしましょう。イスがあれば、伸びの程度を調整できます。

①イスの座面に右足をのせます。
②鼻から息を吐きながら、股関節を起点として上体を前に傾けます。続いて、息を吸いながら元の姿勢に戻ります。できるだけ背中を丸めないよう意識しながら3回。左右の足を入れ替えて同様に。

老いても、自分の力で食べたり歩いたりできて、自分のことを自分だと認識できるというのは大切なことだ。僕は、死ぬまで自分で歩きたい。歩けなくなると、老いは急激に進む。ぜひ歩き続けよう。

不調の原因別ポーズ 運動器の悩み

Case31
ロコモティブシンドローム2

高いところに足をのせるだけで、思いのほかよい運動になります。足の後面は、立ったままで伸ばそうとするよりも、逆足をイスなどにのせて股関節を曲げるほうが、伸ばしやすくなります。自分の身体を無理なく気持ちよく動かせる方法です。

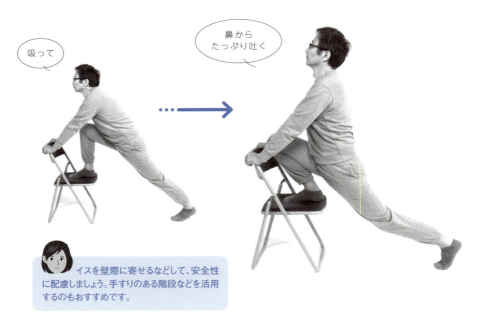

イスを壁際に寄せるなどして、安全性に配慮しましょう。手すりのある階段などを活用するのもおすすめです。

①イスの背もたれをしっかりと掴み、座面に右足をのせてヒザを曲げます。左足はまっすぐに伸ばし、かかとを上げましょう。
②鼻から息を吸い、吐き出しながらヒザをさらに深く曲げて上半身を前方に移動させます。同時に、左足の裏側全体を伸ばします。息を吸いながら元の姿勢に戻り、3回繰り返したら逆側も同様に。

結構辛いポーズだが、試してみる価値がある。普段はあまり使わない筋肉を使うのだ。こんなポーズに挑戦するときは、ケガをしないように注意も必要。誰かに見ていてもらえるといい。

不調の原因別ポーズ **運動器の悩み**

Case32
ロコモティブシンドローム３

無理なく日常生活を続けるには、太ももやふくらはぎの筋肉を維持することが大切です。海外では「SUMO」と呼ばれるこのポーズで、足を鍛えましょう。

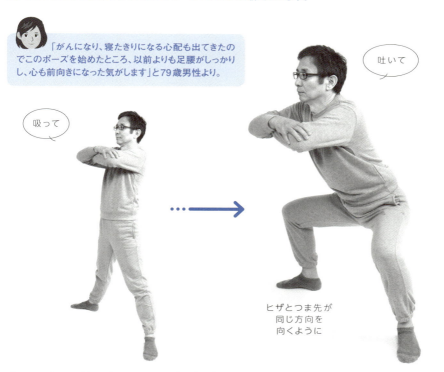

「がんになり、寝たきりになる心配も出てきたのでこのポーズを始めたところ、以前よりも足腰がしっかりし、心も前向きになった気がします」と79歳男性より。

吸って

吐いて

ヒザとつま先が
同じ方向を
向くように

① 足を腰幅の２倍ほどに開き、つま先は外側45度に向けます。右手で左ヒジ・左手で右ヒジを持ち、前腕を肩の高さにセットします。
② 鼻から息を吸って背筋を伸ばし、吐きながらヒザを曲げて腰の位置を下げていきます。続いて、息を吸いながらヒザを伸ばして元の姿勢に戻ります。５回繰り返し。

「和式トイレ体操」として、患者さんにすすめているポーズ。洋式トイレでなく和式トイレに入ることもすすめている。そうすれば、足腰の調子を通して老いを実感できるから。

呼吸器 / 消化器 / 循環器 / 泌尿器 / 運動器 / 耳・鼻・眼 / 皮膚 / こころ / 子ども / 女性 / 高齢者 / がん / 重病 / 痛み / その他

不調の原因別ポーズ **運動器の悩み**

Case33
転倒予防1

このポーズは、上下左右へと振れる動きの中で身体がバランスをとろうとすることで自然と筋肉を鍛えます。

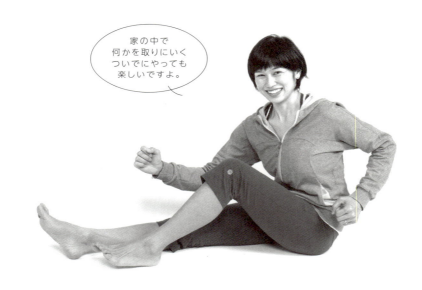

家の中で
何かを取りにいく
ついでにやっても
楽しいですよ。

床に座り、足を前に伸ばします。ヒザは軽く曲げていてOK。腕を元気に振って1〜2分、お尻で歩いてみましょう。うまく歩けなくてもよいので、お尻で歩くという行為を楽しんでください。イスの上で行ってもOKです。

骨粗鬆症の予防には、若い頃から運動をしてしっかりと強い骨を作っておくことが何より大切。そして、薬を飲むよりもまず適切な運動が必要だ。このポーズは転倒する心配がないのですが、相当な運動量になります。まずトライ！

不調の原因別ポーズ **運動器の悩み**

Case34
転倒予防2

カルシウムを摂取するだけでは、骨は丈夫になりません。カルシウムを摂り、骨に軽く負荷を与えることでその成分が骨に吸着するといわれています。全身を使ったゆるやかなポーズで予防しましょう。

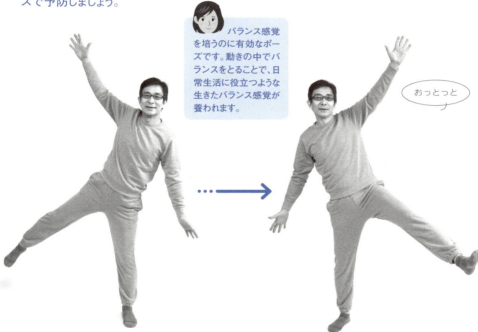

バランス感覚を培うのに有効なポーズです。動きの中でバランスをとることで、日常生活に役立つような生きたバランス感覚が養われます。

おっとっと

① 腰幅の倍くらいに両足を開き、両腕は肩の高さで伸ばします。手のひらは正面を向け、両手両足を伸ばしたまま、大きく息を吸いながら左足に重心を預け、右足を宙に浮かせます。
② 息を吐きながら右足に重心を預け、左足を宙に浮かせます。肩に力が入らないよう注意しながら、15回。

骨のためにも、適切な刺激は大切。だけど「適切」が難しくて、ついついがんばりすぎてしまうこともあるだろう。大切なのは「できる範囲でちょっとだけ挑戦してみる」という感覚だ。

不調の原因別ポーズ **運動器の悩み**

Case35
転倒予防3

ヨガでは、不調のとき、上半身と下半身のエネルギーバランスが崩れていると考えます。上半身と下半身のバランス感覚を鍛えて転倒予防に役立てましょう。

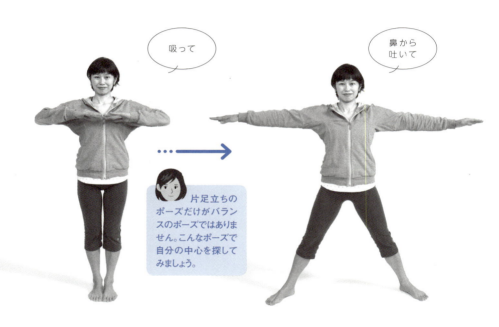

吸って

鼻から吐いて

片足立ちのポーズだけがバランスのポーズではありません。こんなポーズで自分の中心を探してみましょう。

①両足を揃えて立ち、胸の前で手のひらを上下に重ねます。前腕は、肩の高さで床と平行になるようにして鼻から息を吸います。
②吐き出しながらジャンプして両手両足を開きます。腕は肩の高さでまっすぐに伸ばすと同時に、足は腰幅の2倍ほどに開く。そのまま2～3回深呼吸したら、息を吐きながら再びジャンプして元の姿勢に戻ります。3回繰り返し。

 骨折を防ぐためには「上手に転ぶ」というのも大切なこと。ヨガを通して鍛えたあとには、安全に転ぶ練習をしてみるのもいい。決して無理はしないように。転んでも安全なスペースを確保してから挑戦してくださいね！

不調の原因別ポーズ **運動器の悩み**

Case36
指・腕の痛みやしびれ

痛みがあるところは、無理に動かさずそっとしておきましょう。痛くないところが、痛いところを自然とフォローしています。痛くないところを細やかに動かしてみましょう。

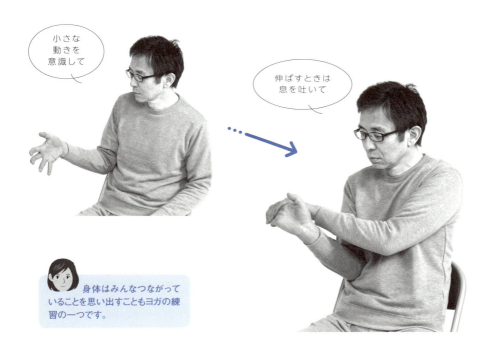

小さな動きを意識して

伸ばすときは息を吐いて

身体はみんなつながっていることを思い出すこともヨガの練習の一つです。

手指を第一関節から順に動かしてみます。実際に動かない場合はイメージだけでOK。動かそうとするときに指の感覚に意識を向けて、第二関節→指の付け根→手首ヒジの順に、一つひとつを動かしてみましょう。
逆の手でサポートしながら両手のすべての指でやってみましょう。

> 指や腕に不調を抱えている人は結構いる。原因は、筋肉を不自然に使いすぎているためであることが多い。その場合、ヨガのポーズのようなストレッチが有効なことがある。

呼吸器 / 消化器 / 循環器 / 泌尿器 / 運動器 / 耳・鼻・眼 / 皮膚 / こころ / 子ども / 女性 / 高齢者 / がん / 重病 / 痛み / その他

不調の原因別ポーズ **耳・鼻・眼の悩み**

Case37
目の疲れ・かすみ

現代人は目を酷使しています。時には、光を遮断して温めてみましょう。それだけでも、目への刺激をしばし止めて目を休めることができますね。

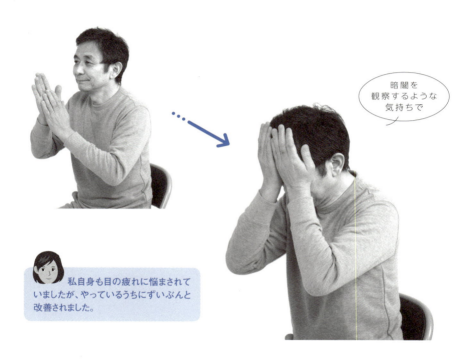

暗闇を観察するような気持ちで

私自身も目の疲れに悩まされていましたが、やっているうちにずいぶんと改善されました。

①イスに座り、両手をこすり合わせて温めます。
②手のひらをまぶたに当てて温かさを感じながら、ゆっくりと鼻で呼吸します。30秒〜1分程度。

僕には、眼科疾患がヨガによって治るとは思えない。でも、なんとなくラクになった感じがするというのは、わかる気がする。こうした対処法は、西洋医学的な治療が確立される前の時代に実践されていたのかもしれない。昔の知恵が、時には役立つこともあるのだ。

不調の原因別ポーズ **耳・鼻・眼の悩み**

Case38
めまい

ヨガでは、めまいを柔らげるために有効な方法の一つは、深い呼吸によって身体に新鮮な酸素を取り込むことと考えられています。

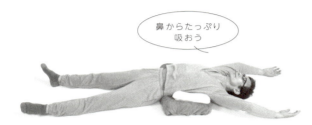

鼻からたっぷり吸おう

目や耳からの情報（視覚情報や聴覚情報）を減らし、刺激を減らすとよいでしょう。

仰向けになり、肩甲骨の下に枕を2つ重ねて置きます。胸の位置が頭よりも高くなるようにして背中を反らし、バンザイをします。身体いっぱいに空気を取り込むようなイメージで鼻から息を吸い、吐きながら脱力します。5回繰り返し。

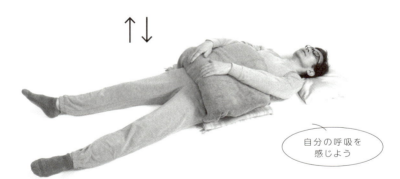

自分の呼吸を感じよう

（アレンジ）
腰の下に畳んだバスタオルを敷いて仰向けになり、お腹の上に枕をのせ、その上に両手を置きます。ゆっくり大きく鼻で呼吸しながら、枕が上下に動く様子に意識を向けます。吐く息の長さを少しずつ延ばしていくイメージで1〜2分。

めまいの症状に、ヨガ。悪くないと思う。ただし、意識を失ったり転倒したりする状況の人は、もちろん西洋医学的な治療を優先ですよ。まったく危険のないポーズにてぜひトライしてくださいね！

不調の原因別ポーズ **耳・鼻・眼の悩み**

Case39
嚥下障害

頬の緊張は、喉の前面やあごの緊張と連動しています。顔をほぐしたり舌をべーっと出したりすることで、喉やあごの筋肉も合わせて刺激して動きを調えましょう。

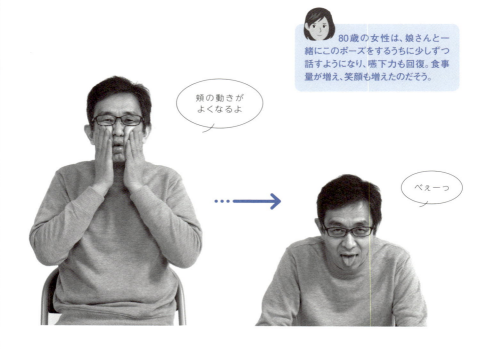

80歳の女性は、娘さんと一緒にこのポーズをするうちに少しずつ話すようになり、嚥下力も回復。食事量が増え、笑顔も増えたのだそう。

頬の動きがよくなるよ

べぇーっ

①額や頬を手のひら全体でなでて、顔全体のこわばりをほぐします。
②鼻から大きく息を吸って、口から息を吐きながら舌をべーっと出して3秒キープ。舌の付け根をストレッチするつもりで。目線は、眉間を睨むようなイメージで上へ。3回繰り返し。

こんな簡単なポーズで、嚥下障害が少しでもラクになるのなら儲けもの。ぜひトライしてみよう。舌をおもいっきり出すことは、日常生活ではまったくないことにて、思いの外効果がありますよ。

不調の原因別ポーズ **耳・鼻・眼の悩み**

Case40
鼻水・鼻づまり

鼻の通りをよくしたいときには、片方ずつ鼻腔をふさいで左右交互に呼気を流してみましょう。

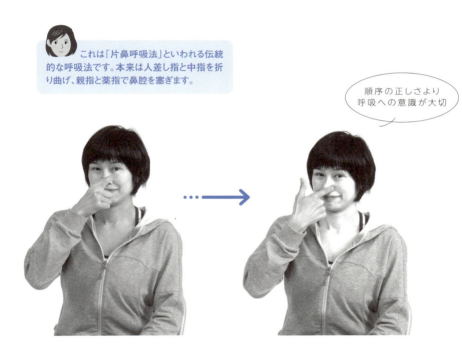

これは「片鼻呼吸法」といわれる伝統的な呼吸法です。本来は人差し指と中指を折り曲げ、親指と薬指で鼻腔を塞ぎます。

順序の正しさより呼吸への意識が大切

①右手親指で右鼻をふさぎ、左鼻からゆっくりと息を吸い込みます。
②吸い切ったら人差し指で左鼻をふさぎ、右鼻から息を吐きます。吐き切ったら右鼻から息を吸い、親指で右鼻をふさいで左鼻から吐きます。1～2分繰り返します。

この呼吸法をすると、確かに鼻が通る感じがするから不思議だ。僕はこの不思議さを不快に思っていたこともある。理論もなくて胡散臭いからだ。でも今は、患者さんに役立つのであれば理論は不要だと思っています。

不調の原因別ポーズ **皮膚の悩み**

Case41
かゆみ

残念ながらヨガでかゆみそのものをなくすことはできませんが、かゆみによるストレスや、かゆみの原因になりうるストレスを、少しでも軽減できるような気持ちの整え方をご紹介します。

「息を吐くと、かゆみを一時的に逃すことができます。逆に、息を止めると倍増するようです。かゆみの逃し方を知っているだけで、ずいぶんと心強いです」と80歳男性より。

呼吸器／消化器／循環器／泌尿器／運動器／耳・鼻・眼／皮膚／こころ／子ども／女性／高齢者／がん／重病／痛み／その他

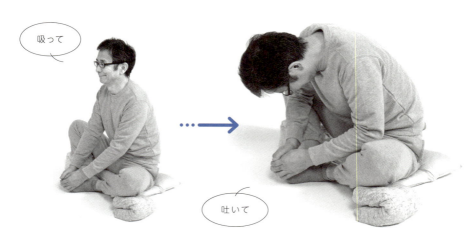

①足裏を合わせて床に座ります。ヒザの下に丸めたタオルや座布団などを置き、股関節の開きすぎを防ぎます。
②鼻から息を吸いながら背筋を伸ばし、吐き出しながら股関節を起点として上半身を前に傾けます。吐き切ったところで2〜3秒間そのままの体勢をキープし、ゆっくりと元の姿勢に戻ります。3回繰り返し。

ヨガを胡散臭く感じる人もいるかもしれない。だから、この本ではできるだけヨガ用語を使わず、わかりやすく解説をしている。そんな僕の要求に応えてくれる岡部先生に感謝。

不調の原因別ポーズ **皮膚の悩み**

Case42
湿疹・アトピー・肌荒れ

ヨガでは鼻呼吸が自律神経系によいといわれています。ヨガでは自律神経が整うことで免疫や内分泌も調整され、肌にも好影響をもたらすと考えられています。

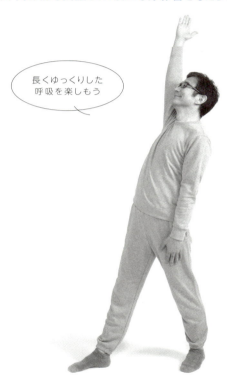

長くゆっくりした呼吸を楽しもう

転倒が心配な人は壁のそばで行いましょう

「意識的に鼻で呼吸をするだけで、気持ちが落ち着いてくるから不思議です。「これが自律神経に影響を与えるということなのか」と思いながら続けたら、肌荒れが治まってきました」と、30代女性より。

右足を前に出して立ち、左のつま先は外側45度に開きます。鼻から息を吸いながら、右手を天井に向かって上げると同時に身体の前面を気持ちよく伸ばしましょう。そのままゆっくり大きく鼻呼吸をして30秒キープ。逆側も同様に。

運動は、しないよりもしたほうがいい。メディカルヨガには危険なポーズは含まれていないから安心だ。疑う前にやってみて、少しでも症状が好転したなら続行すればいい。

不調の原因別ポーズ **こころの悩み**

Case43
心の疲れ1

穏やかな微笑をたたえる仏像は少しあごを引いています。仏師たちはきっと、心安らかなときの姿勢を知っていたのでしょう。あごを引くと無意識のうちに目を閉じ、呼吸もゆっくりとして気持ちがやわらぎます。

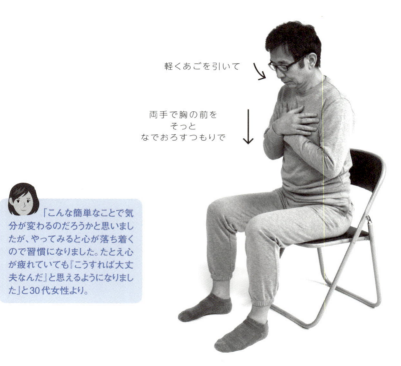

軽くあごを引いて

両手で胸の前を
そっと
なでおろすつもりで

「こんな簡単なことで気分が変わるのだろうかと思いましたが、やってみると心が落ち着くので習慣になりました。たとえ心が疲れていても『こうすれば大丈夫なんだ』と思えるようになりました」と30代女性より。

イスに座り、両手を胸の前で重ねて軽くあごを引きます。軽く目を閉じ、自分の心臓を観察するようにイメージします。その後、呼吸のリズムをゆっくりとさせ、同時に気持ちが穏やかになっていくのを感じてみましょう。2〜3分。

仏像を見ていると気持ちが落ち着く。僕は仏像を見るのが好きだし、仏像と同じ空間にいるのが大好きだ。仏像のような姿勢をとって、無意識を味わってみるのもいい。

不調の原因別ポーズ **こころの悩み**

Case44
心の疲れ2

心が疲れると眉間にしわが寄ってしまいますが、眉間のしわをとるための薬はありませんね。おおげさなことを考えなくても、指で優しくさすれば緩みます。心の疲れも一緒に緩めてみましょう。

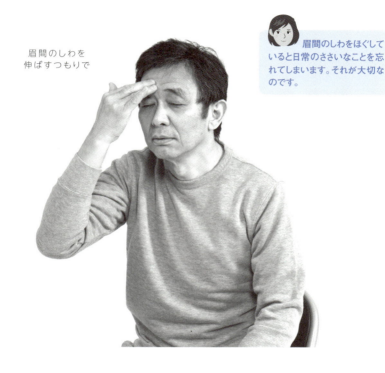

眉間のしわを
伸ばすつもりで

> 眉間のしわをほぐしていると日常のささいなことを忘れてしまいます。それが大切なのです。

軽く目を閉じ右手の人差し指・中指・薬指を揃え、眉間をやさしくもみほぐしましょう。10秒程度。

知らず知らずのうちに、眉間にしわが寄っていることがある。そんな状況にある自分を見つめるためにも、かしこまってしまった顔を緩めるためにも、指で眉間をもみほぐしてみよう。

不調の原因別ポーズ **こころの悩み**

Case45
心の疲れ3

膨大な情報に触れ続けると麻痺したり、過敏に反応したり、疲れがちになります。光や音を遮断して、自分の身体が内側から発している音だけに意識を集中させ、無意識のうちに興奮し続ける過敏な反応センサーを休ませましょう。

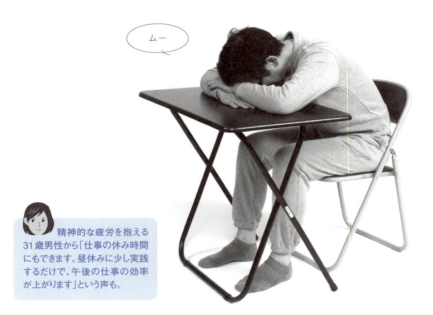

精神的な疲労を抱える31歳男性から「仕事の休み時間にもできます。昼休みに少し実践するだけで、午後の仕事の効率が上がります」という声も。

イスに座り、手枕におでこを預けるようにしてうつぶせます。目をとじて鼻から息を吐きながら、頭蓋骨に響かせるようなイメージで小さく「ムー」とハミングしながらできるだけ長く息を吐きます。

適切な呼吸の方法を見失ってしまったときには、息をたくさん吐き出してみればいい。肺を空っぽに近づければ、そのあとは自然とたくさんの息を吸うことになる。たくさん吸うことよりも、たくさん吐くことを心掛けてみればいいのだ。

不調の原因別ポーズ **こころの悩み**

Case46
心の疲れ4

神経が疲弊し心身が防御的になると、首や肩は硬くなり、呼吸も浅くなります。そんなときは、首の筋肉をもみほぐして緩めましょう。それだけでなんとなく心が軽くなり、深い呼吸ができるようになります。

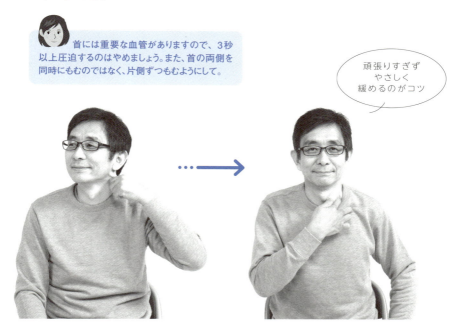

首には重要な血管がありますので、3秒以上圧迫するのはやめましょう。また、首の両側を同時にもむのではなく、片側ずつもむようにして。

頑張りすぎずやさしく緩めるのがコツ

① ラクな姿勢で座り、ゆっくりと鼻で深呼吸を1回して顔の緊張を緩めます。顔を横に向けると耳の下から鎖骨にかけて胸鎖乳突筋が浮き出ますので親指と人差し指で挟んで優しくもみほぐします。
② 続いて、鎖骨を指の腹で軽くさすってほぐします。力を入れすぎないように注意しながら、逆側も同様に。

心を許せる他人に体を触れてもらうのは快感だ。もっとも心を許せる存在は、自分自身。自分の身体に自分で触れてみよう。筋肉は柔らかいだろうか、もしくは硬いだろうか。それは、触れなければわからないこと。自分に触れることで、思いのほか発見があるはずだ。

不調の原因別ポーズ **こころの悩み**

Case47
心の疲れ5

仰向けに寝転んでリラックスしているように感じていても、実は足やお腹の緊張が抜けていないこともあります。ヒザの下にタオルを入れると足とお腹の緊張が緩みます。あごの位置をおでこよりも少し下にするのも、リラックスのコツ。

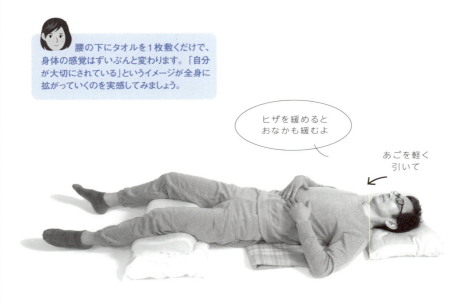

腰の下にタオルを1枚敷くだけで、身体の感覚はずいぶんと変わります。「自分が大切にされている」というイメージが全身に拡がっていくのを実感してみましょう。

ヒザを緩めるとおなかも緩むよ

あごを軽く引いて

仰向けになり、枕を首の下に入れて、床と首の間の空間を埋めます。首を支えると、おでこやほほの力が抜けます。お尻の下にはバスタオルを3つ折りにしたものを敷き、ヒザの下には枕を2、3個入れます。ヒザを少し曲げると、お腹の緊張が抜けやすくなります。鼻呼吸で3分ほど、おでこやお腹から力が抜けた感覚を味わってみましょう。

自分の身体に意識を向けるのは、思いのほか難しいものだ。実際にやってみれば、タオル1枚の存在感がその助けになるということがわかる。心地よい姿勢、心地よい空間、心地よい時間を体感することがなにより大切だ。

不調の原因別ポーズ **こころの悩み**

Case48
燃え尽き症候群もどき

心が燃え尽きて元気が出ないときには、立っていても座っていても腰が引けて猫背になっています。仰向けになり、腰が重力の負担を受けずにすむ姿勢で胸を開くと、自然に元気が出てきます。

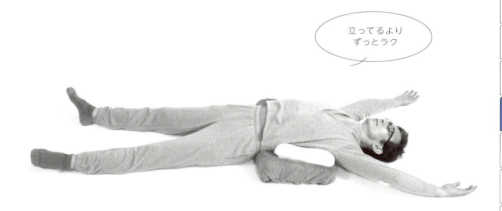

立ってるより
ずっとラク

同じ事を立ってやろうとするにはかなりのエネルギーを要します。ならば自分に無理なく、がヨガの考え方です。

仰向けになり、肩甲骨の下に枕を2つ重ねて置きます。胸の位置が頭よりも高くなるようにして背中を反らし、バンザイをします。身体いっぱいに空気を取り込むようなイメージで大きく鼻呼吸し、吐きながら脱力しましょう。5回繰り返し。

> この本で症状として示している内容は「○○のような状態」「○○と似ている症状」「○○もどき」と考えてほしい。そうした状況のときに「このポーズをやると、いいことがありますよ」という提案なのだ。

呼吸器 / 消化器 / 循環器 / 泌尿器 / 運動器 / 耳・鼻・眼 / 皮膚 / こころ / 子ども / 女性 / 高齢者 / がん / 重病 / 痛み / その他

不調の原因別ポーズ **こころの悩み**

Case49
やる気が出ない1

「気持ちいい」と感じられるくらいに、全身を開いてみましょう。普段は大きく開くことのない股関節を開き、腕を高く上げてバンザイしてみると身体は少し不安定になるかもしれません。バランスをとろうと身体が動けば、少し気持ちも前向きになっていきます。

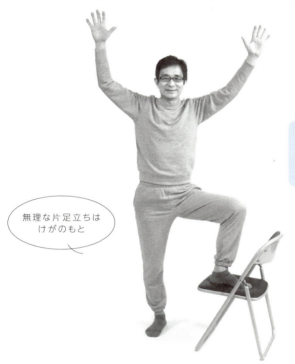

無理な片足立ちは
けがのもと

身体を大きく開くと、体内にたくさんの空気が入って前向きな気持ちに。きっとやる気も湧いてきますね。

イスの座面に左足をのせます。股関節から太ももにかけて伸びているのを感じながら、天井に向かって両手を上げます。胸を気持ちよく開くイメージをして、3回深呼吸。逆足も同様に。

日ごろとは違う姿勢をとることには意味がある。いつもは使わない筋肉を稼働させたり、関節を広く動かしたりできるから。いかに自分が限られた筋肉や関節しか使っていないか、ということを痛感する機会にもなる。

不調の原因別ポーズ **こころの悩み**

Case50
やる気が出ない2

ヨガでは、右の鼻で呼吸をすると、気持ちを高揚させてやる気が出ると考えられています。

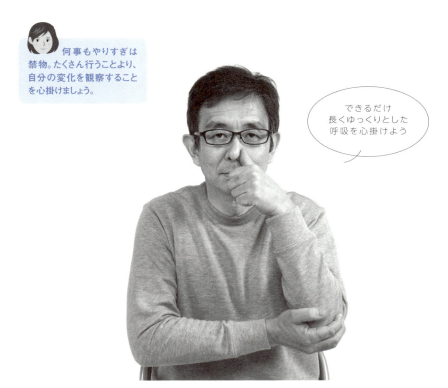

何事もやりすぎは禁物。たくさん行うことより、自分の変化を観察することを心掛けましょう。

できるだけ長くゆっくりとした呼吸を心掛けよう

口を閉じて左鼻を指でふさぎ、右鼻からゆっくりと呼吸しましょう。息をしっかりと吐き切るよう意識しながら15回。

やる気がないのは本人の責任。僕はそう思っている。落ち込んだ後の復活力が足りないのだ。一種の病気でもある。この不思議な呼吸法は、なぜだかやる気が出ることがある。もちろん、僕も時々やっている。

不調の原因別ポーズ　こころの悩み

Case51
やる気が出ない3

気持ちがふさいでいるときは、全身が縮こまっています。寝そべって重力に身をゆだねるだけで自然と胸が開くポーズをご紹介します。

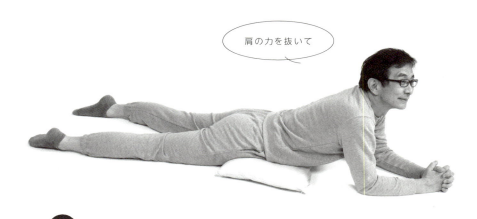

肩の力を抜いて

胸を開くポーズは、ヨガ教室でも行っていますが難易度が高いことがよくあります。この程度で十分に胸が開きますのでおすすめです。

お腹の下に枕を置いてうつ伏せになり、足を腰幅に開きます。上半身を床から浮かせて前腕で支えます。ヒジが直角になるよう調節して手指を組むと姿勢が安定しやすくなり、肩をリラックスさせると胸が開きます。肩・胸・お腹にたくさんの酸素を送り込むイメージをしながら、ゆっくりと5回鼻で呼吸。2セット。

日常生活で胸を開くことはあまりない。こんな楽なポーズをするだけでも、確かに胸は広がるもの。気持ちがいいポーズだからやってみよう。実は日常生活で腹ばいになることはまれです。だからこそやってみる価値がありますよ。

不調の原因別ポーズ **こころの悩み**

Case52
やる気が出ない4

バンザイをすると呼吸筋が広がります。身体を折りたたんだり広げたり、「ふいご」のように動かして新鮮な酸素を取り込みましょう。

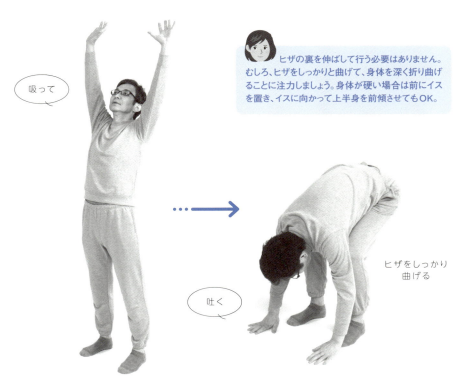

吸って

ヒザの裏を伸ばして行う必要はありません。むしろ、ヒザをしっかりと曲げて、身体を深く折り曲げることに注力しましょう。身体が硬い場合は前にイスを置き、イスに向かって上半身を前傾させてもOK。

吐く

ヒザをしっかり曲げる

① 足を腰幅に開き、鼻から息を吸いながらバンザイをします。
② 鼻から息を吐きながらヒザを曲げ、股関節を起点にして上半身を前に倒します。続いて息を吸いながら、上半身を起こします。背中が丸くならないように注意して。

ヨガのポーズは、改善のためのヒントのひとつ。同じポーズであっても、実践する人・教える人によってその効果は変化する。大切なのは、まずやってみること。そして、役に立つポーズかどうかを自分で決めること。他人まかせではダメなのだ。

不調の原因別ポーズ **こころの悩み**

Case53
うつっぽい 1

気持ちが落ち込んでうつっぽいときは、身体を動かす機会も少なくなりますね。ほんの少し身体を揺らすだけでも効果があります。

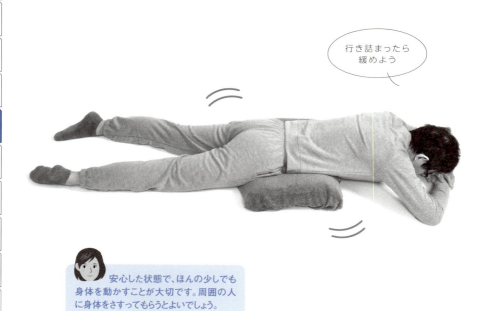

行き詰まったら緩めよう

安心した状態で、ほんの少しでも身体を動かすことが大切です。周囲の人に身体をさすってもらうとよいでしょう。

お腹の下に枕を置いてうつ伏せになり、おでこを手枕にのせます。顔は横に向けてもOK。腰をゆっくりと大きく左右にゆすり、その揺れを身体全体に波及させるようにして、全身の力を抜いてみましょう。20秒。

少しずつでも身体を動かしていくこと。それは、心が疲れているときにこそ有効だ。体のゆれを感じることも日常ではほとんどありません。自分の身体がゆれる感じを楽しんでください。

不調の原因別ポーズ **こころの悩み**

Case54
うつっぽい2

うつっぽいからといって身体を動かさないでいると、筋肉は硬くなっていきます。身体を動かす気分になれないときは、簡単で、気分転換になって、動きのあるポーズをするとよいでしょう。

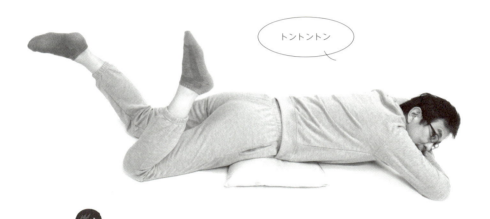

トントントン

うつっぽい症状の30歳男性より。「このポーズしかできないが、これだけでもできればいいと思うだけで心がラクになる」

お腹の下に枕を置き、手枕をつくってうつ伏せになります。左右のヒザを交互に曲げて、かかとでお尻を叩きます。かかとがお尻に届かなくてもOK。1分を目安に続けてみましょう。

うつっぽくなってふさぎ込んでいるときには、ジムに行って運動をしたり散歩に出かけたりするのが難しい。そんなときは、自宅でそっと自分をいたわりながらこんな運動をするといい。回復への大切な一歩になる。

不調の原因別ポーズ こころの悩み

Case55
心のモヤモヤ

大きなストレスがあると首のまわりの筋肉が硬くなります。首まわりの緊張は、あごやほほの緊張とつながっているので、一気にこわばりを緩めましょう。筋肉が緩めば次第に心もラクになっていきます。

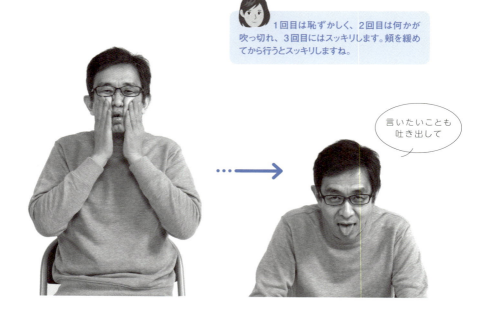

> 1回目は恥ずかしく、2回目は何かが吹っ切れ、3回目にはスッキリします。頬を緩めてから行うとスッキリしますね。

> 言いたいことも吐き出して

① 額や頬を手のひら全体でなでて、顔全体のこわばりをほぐします。
② 鼻から大きく息を吸って、口から息を吐きながら舌をべーっと出して3秒キープ。舌の付け根をストレッチするつもりで。目線は、眉間をにらむようなイメージで上へ。3回繰り返し。

日ごろ言えない言葉を口にするだけで、気分がスッキリすることがある。僕の外来では、日ごろの不満を吐き出すことによって満足していく人が少なくない。「王様の耳はロバの耳」と声にするような、そんな体験を自分にプレゼントしよう。

不調の原因別ポーズ **こころの悩み**

Case56
クヨクヨしてしまう

このポーズは、胴まわりを伸ばしてゆるやかさを取り戻します。イスを使って身体の負担を減らしながら、脇腹を気持ちよくストレッチしましょう。

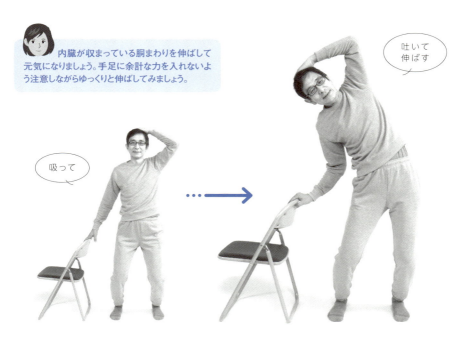

内臓が収まっている胴まわりを伸ばして元気になりましょう。手足に余計な力を入れないよう注意しながらゆっくりと伸ばしてみましょう。

吸って

吐いて伸ばす

①足を腰幅に開いて立ち、ヒザを軽く曲げます。右手はイスの背もたれに添え、左手の手のひらは頭の上に置きます。
②息を吸いながら首と背筋を伸ばした後、鼻から息を吐きながら上半身を左に倒します。どれだけ傾けられるかよりも、いかに気持ちよく身体を伸ばせるかに意識を向けましょう。気持ちよい伸びを3秒ほど味わったら上半身を戻し、反対側も同様に。

身体を横に倒す動きは、日常生活の中では意外と出番が少ない。だから、こうした動きを意識的に実践するだけで筋肉は確かに疲れてくる。疲れるということは、日ごろは眠らせている部分を使ったという証拠なのだ。

呼吸器 / 消化器 / 循環器 / 泌尿器 / 運動器 / 耳鼻眼 / 皮膚 / こころ / 子ども / 女性 / 高齢者 / がん / 重病 / 痛み / その他

不調の原因別ポーズ **こころの悩み**

Case57
行き詰まり感

心と身体はつながっています。なんとなく気持ちに閉塞感を感じたら、身体をほぐしてみましょう。ほんの小さな動きで身体も心もほぐれていきます。

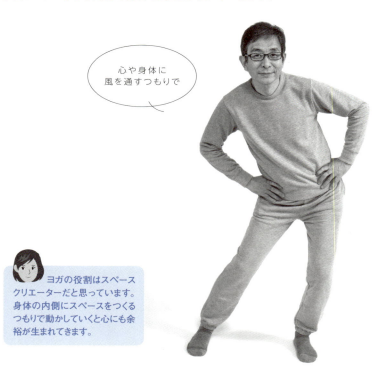

心や身体に風を通すつもりで

ヨガの役割はスペースクリエーターだと思っています。身体の内側にスペースをつくるつもりで動かしていくと心にも余裕が生まれてきます。

腰幅よりもやや広めに足を広げて立ち、両手は腰骨に当てます。鼻で呼吸しながら、床と水平に円を描くようにして腰骨をゆっくり回します。吸いながら半周、吐きながら半周を目安に。回転とともに、骨盤の内側が緩んで空間が広がるのをイメージしながら。左右15回ずつを目標に。

> フラフープを回すときと似たポーズ。子どもには難なくできるが、大人には難しい。簡単なことのように思えるのに、腰は意外と動きが悪くなっていることが多く、なかなかできなかったりするものだ。

不調の原因別ポーズ **こころの悩み**

Case58
閉塞感

閉塞感でストレスがかかるとお腹も足も緊張しています。ヒザを曲げて枕を足に挟み、股関節から折り曲げるとお尻も程よくストレッチされて緊張が解けてゆきます。

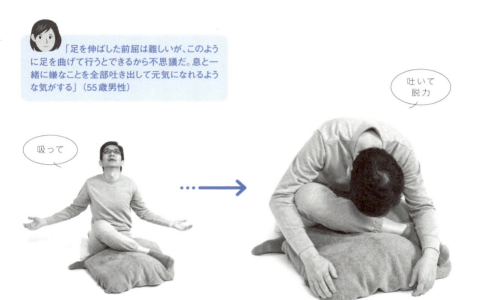

「足を伸ばした前屈は難しいが、このように足を曲げて行うとできるから不思議だ。息と一緒に嫌なことを全部吐き出して元気になれるような気がする」（55歳男性）

吸って

吐いて脱力

① 足を交差させて床に座ります。ヒザの間に枕を挟むと姿勢を安定させやすくなります。鼻から大きく息を吸って両手を広げて胸を開きます。
② 息を吸い切ったら、吐き出しながら股関節を起点にして上半身を前に倒します。息を吐き切ったら両手を広げて上半身を起こします。10回繰り返し。水の中でゆらゆらと揺れる海藻をイメージして、滑らかな動きをめざしましょう。

だれにでも閉塞感を感じるときがある。時間が解決してくれることも多いが、ヨガをすれば少し回復が早くなるような気がする。ヨガに興味を持ち始めると、その効果が腑に落ちてくる。

右側タブ：呼吸器／消化器／循環器／泌尿器／運動器／耳・鼻・眼／皮膚／こころ／子ども／女性／高齢者／がん／重病／痛み／その他

不調の原因別ポーズ **こころの悩み**

Case59
孤独感 1

自分に「お疲れさま」とねぎらいながらやってみましょう。このポーズで少し孤独がやわらぎます。誰かに頼んで肩にそっと手を置いてもらっても、自分が手を置く側になっても気持ちが安らぐのを感じられます。

呼吸器 / 消化器 / 循環器 / 泌尿器 / 運動器 / 耳鼻眼 / 皮膚 / こころ / 子ども / 女性 / 高齢者 / がん / 重病 / 痛み / その他

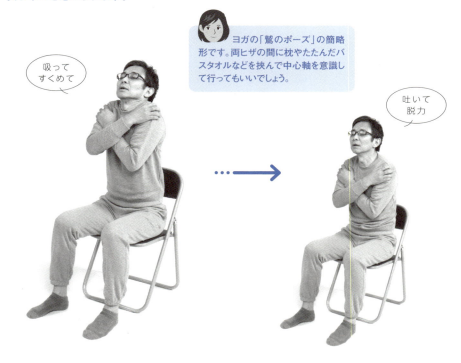

ヨガの「鷲のポーズ」の簡略形です。両ヒザの間に枕やたたんだバスタオルなどを挟んで中心軸を意識して行ってもいいでしょう。

吸ってすくめて → 吐いて脱力

①イスに座り、右手を左肩、左手を右肩にのせます。鼻から息を吸いながら肩をすくめましょう。
②息を吐き出しながら両手で肩を押し下げましょう。3回くり返し。腕を組み替えて逆側も同様に。

自分が中心だと思えたらいいのに、ついつい相対的に他人と比較してしまう。そんなふうに日々を一生懸命生きている人に、ヨガは悪くない。いろいろなことを考える日々の中でやってみよう。

不調の原因別ポーズ　**こころの悩み**

Case60
孤独感2

孤独感を感じているとき、まわりの人の気持ちも見えなくなりがち。そんなときは、まず身体を少し動かして気分を変えてみましょう。まわりを見わたせるようになればすこし安心を感じられるかもしれません。

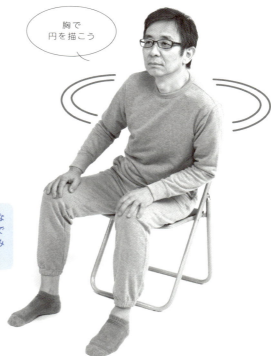

胸で円を描こう

身体を思うように動かせていないことに気づいたら、それが大きな1歩です。自分のできる範囲で少しずつ楽しみながら身体を動かしてみましょう。

呼吸器 / 消化器 / 循環器 / 泌尿器 / 運動器 / 耳・鼻・眼 / 皮膚 / こころ / 子ども / 女性 / 高齢者 / がん / 重病 / 痛み / その他

イスに座り、両手をヒザに置きます。鼻で呼吸をしながら、床と平行に胸で円を描くようにして上半身を回しましょう。左右10回ずつが目安です。お尻の位置は固定します。回転とともに背骨と骨盤の動きをなめらかに、全身の風通しがよくなるイメージで。

> 何気ないポーズに思えるかもしれないが、孤独感には意外と有効だと思う。患っている人であれば、きっとよく理解できるはずだ。胸で円を描くことは、日常ではありません。大きく、ゆっくり、何回もやってみましょう。

不調の原因別ポーズ **こころの悩み**

Case61
落ち込み・ハイテンションすぎる

息を吸うとき、吐くとき、指で右の鼻と左の鼻にふたをするだけの簡単な呼吸法です。ただそれだけで心が鎮まります。

> 私が病院でヨガクラスをもっていたとき、看護師さんたちに人気が高かった呼吸法です。「感情に流されそうなとき、この呼吸法をすれば落ち着いた状態に戻れる。自分を原点に引き戻すための方法を身につけたことで、『自分はいつでも大丈夫』と思えるようになった」という声をいただきました。

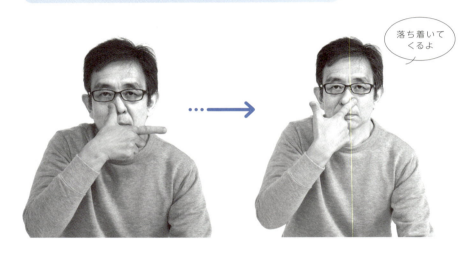

落ち着いてくるよ

① 右手の親指と人差し指を除いて指を握ります。右手親指で右の鼻をふさぎ、左の鼻からゆっくりと息を吸い込みます。
② 吸い切ったら人差し指で左鼻をふさぎ、親指を離し右の鼻から息を吐きます。吐き切ったら右の鼻から息を吸い、親指で右鼻をふさいで左鼻から吐き出します。1〜2分繰り返し。

> 不思議に思われるかもしれないが、心の病で入院している患者さんにも好評なのがこの呼吸法。ほんの少し呼吸を工夫しているだけなのに、なぜか笑顔が増えるのだ。理屈で考えず、まずは体感してみよう。

不調の原因別ポーズ **こころの悩み**

Case62
緊張感が緩まない1（頭痛）

無意識のうちに額の筋肉が緊張し、頭痛を引き起こすことがあります。そんなときは、頭部に軽い緊張と弛緩を与えてみましょう。布地で圧迫し視覚をいったん遮り、しばらくしてはずすと開放感で緩みます。

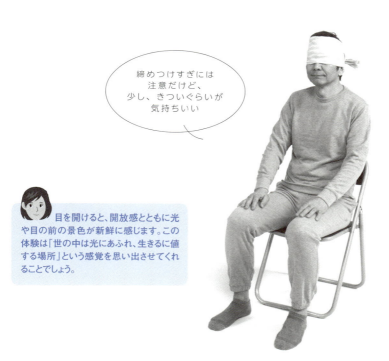

締めつけすぎには注意だけど、少し、きついぐらいが気持ちいい

目を開けると、開放感とともに光や目の前の景色が新鮮に感じます。この体験は「世の中は光にあふれ、生きるに値する場所」という感覚を思い出させてくれることでしょう。

イスに座り、スカーフや手ぬぐいなどで鼻にかからないように頭全体を巻き、耳と目に軽い圧迫を感じるぐらいの強さで縛ります。あごを軽く引き、ゆっくりと鼻で呼吸し2分たったらはずします。ゆっくりと目を開けて頭の解放感を味わいましょう。

何かによって目元を覆われる感覚。それは、単に閉眼するだけのときとまったく違った感覚をもたらすのだということに気付く。不思議なことに心が落ち着くのだ。自分で閉眼するのではなく、おおわれている感覚を楽しんでください。

呼吸器／消化器／循環器／泌尿器／運動器／耳・鼻・眼／皮膚／こころ／子ども／女性／高齢者／がん／重病／痛み／その他

不調の原因別ポーズ こころの悩み

Case63
緊張感が緩まない2

足を高くして水が流れる川のように緩やかな傾きをつけます。身体の前側全体を解放するイメージで、緊張感が緩んでいくのを感じてみましょう。

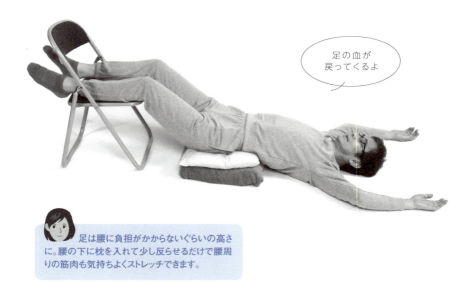

足の血が
戻ってくるよ

足は腰に負担がかからないぐらいの高さに。腰の下に枕を入れて少し反らせるだけで腰周りの筋肉も気持ちよくストレッチできます。

腰の下に枕を入れて仰向けになり、ふくらはぎをイスの座面にのせます。無理のない角度で両腕を上げてバンザイし、胸を気持ちよく開きます。手のひらは天井に向けます。お腹と胸にたっぷりと酸素を送るイメージで、3分間ほど深呼吸。20分程度続けてもOK。

日常生活ではたいていの場合、寝るか座るか、もしくは、立っている。基本的に、さかさまになることはないだろう。足を上に上げてみよう。それだけで相当気持ちがいい。ちょっと逆さになるイメージですよ。

不調の原因別ポーズ **こころの悩み**

Case64
気持ちが落ち着かない

気持ちが不安定なときは口からの浅い呼吸、気持ちが落ち着いているときは鼻や横隔膜で深く呼吸をしています。お腹にのせた枕に手をのせ、おなかと枕が一緒に動く様子に意識を集めてみましょう。呼吸に意識が向かいゆっくりとなっていくうちに気持ちが落ち着いていきます。お腹の奥まで届く深い呼吸をしているうちに活力が湧いてきます。

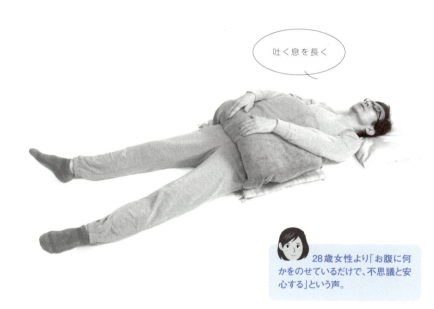

吐く息を長く

28歳女性より「お腹に何かをのせているだけで、不思議と安心する」という声。

腰の下にたたんだバスタオルを敷いて仰向けになります。お腹の上に枕をのせ、その上に両手を置きます。ゆっくりと鼻で呼吸して、枕が上下に動く様子に意識を向けましょう。吐く息の長さを少しずつのばして1～2分。

患者さんの状態を判断するとき、名医は呼吸の状態も診ている。ゆっくりと呼吸をしている人は、心も身体も概して健康なのだ。日ごろから呼吸に注目してみよう。ともかく、ゆっくりと息を吐くことを試しましょう。

呼吸器 / 消化器 / 循環器 / 泌尿器 / 運動器 / 耳・鼻・眼 / 皮膚 / **こころ** / 子ども / 女性 / 高齢者 / がん / 重病 / 痛み / その他

不調の原因別ポーズ **こころの悩み**

Case65
焦り

目的もなく数をカウントしていると、なぜか無意識のうちに急ぎがち。呼吸と連動させながら終わりに向かって5、4、3…と数えると、0を数えるころには心が落ち着いていますよ。

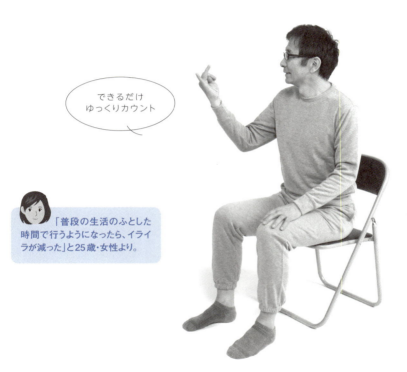

できるだけ
ゆっくりカウント

「普段の生活のふとした時間で行うようになったら、イライラが減った」と25歳・女性より。

5、4、3…と0に向かって5カウントを指折り数えながら、息を吐きます。3回繰り返した後、気持ちの変化を観察しましょう。

焦りがあるときにこそ、ゆったりとした気持ちでいたい。でも、それが難しい。こうして数をカウントすると、ちょっと立ち止まることができるからいいと思う。一度焦りを鎮めたほうが、その後の仕事がはかどるというのはよくあることだ。

タブ: 呼吸器 / 消化器 / 循環器 / 泌尿器 / 運動器 / 耳・鼻・眼 / 皮膚 / こころ / 子ども / 女性 / 高齢者 / がん / 重病 / 痛み / その他

不調の原因別ポーズ　こころの悩み

Case66
イライラ・神経過敏 1

イライラしたり過敏になっているときは、目や耳からのさまざまな刺激がとにかく気になります。「ムー」とハミングしながら息を吐くと、意識が自分の内側に向いて、心が鎮まります。

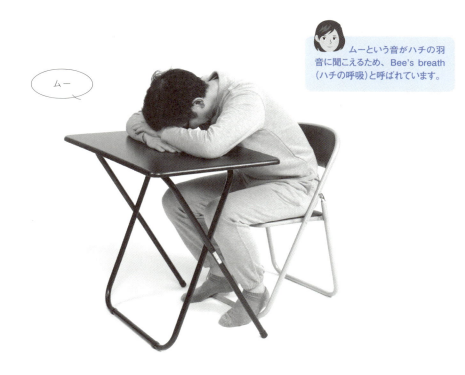

ムーという音がハチの羽音に聞こえるため、Bee's breath（ハチの呼吸）と呼ばれています。

イスに座り、手枕におでこを預けるようにして机にうつぶせます。目を閉じて鼻から息を吐きながら、頭蓋骨に響かせるようなイメージで「ムー」とハミングしましょう。5秒を目標にできるだけ長くハミングしてみましょう。

ヨガのポーズにはいろいろなものがある。できないポーズを無理にする必要はない。無理はケガのもと。自分の状態に有効なヨガをなんとなく探しながら、できるポーズをしてみればいいのだ。

不調の原因別ポーズ **こころの悩み**

Case67
イライラ・神経過敏 2

日常で、脇腹を伸ばす機会はあまりありませんね。意識的に伸ばさないとどうしても縮んでいきます。脇腹が縮むと姿勢が悪くなり、胸が閉じて呼吸も浅くなってしまいます。浅い呼吸は精神的にもよくないそうです。

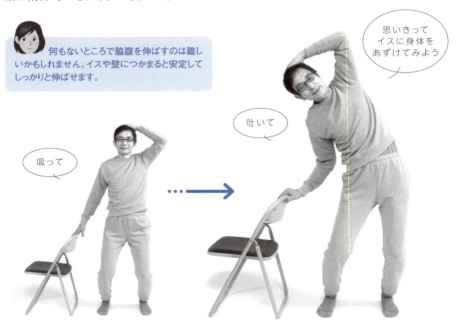

何もないところで脇腹を伸ばすのは難しいかもしれません。イスや壁につかまると安定してしっかりと伸ばせます。

思いきってイスに身体をあずけてみよう

吸って

吐いて

① 足を腰幅に開いて立ち、ヒザを軽く曲げます。右手はイスの背もたれに添え、左の手のひらを頭の上に置きます。
② 息を吸いながら首と背筋を伸ばし、鼻で息を吐きながら上半身を左に倒します。どれだけ伸ばせるかより、気持ちよく伸ばせているかに注目します。気持ちよい伸びを3秒ほど味わったら上半身を戻し、反対側も同様に。

現代人は意外と手を上げることが少ない。そして、脇腹を伸ばすことはもっと少ない。やってみると結構気持ちがいいものだ。ラジオ体操でも似たようなものがありますね。

不調の原因別ポーズ **こころの悩み**

Case68
フラストレーション

身体の中にスペースをつくるようなイメージで身体を大きく伸ばしてみましょう。下半身が安定して上半身をしっかりと支えることが重要。安定感が増してくるとイライラも弱まっていきます。

> おへそから下はどっしりと、上は軽やかに開放感、を目指してみましょう。

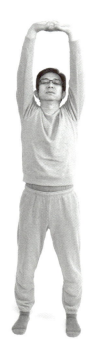

> 鼻からたっぷり息を吸って

足を腰幅に開いて両手を上に伸ばし、息を吸いながら背伸びします。肋骨と骨盤の間にスペースが生まれるイメージです。吸い切ったら、息を吐きながら腕を下ろします。5回繰り返し。

臨床経験が長くなると、患者さんを少しみるだけで訴えがわかるようになってくる。胸が閉じている人や呼吸が浅い人、うつむいている人などの多くは、フラストレーションが溜まっている。

不調の原因別ポーズ **こころの悩み**

Case69
パニック1

息は、吸いすぎても吐きすぎても苦しいですね。「大きく呼吸して」といわれるとつい吸いすぎてしまいます。鼻で吸うとちょうどよい呼吸になります。

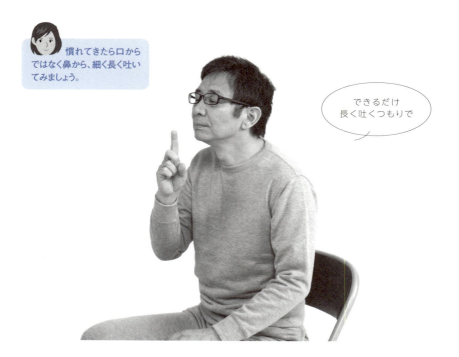

慣れてきたら口からではなく鼻から、細く長く吐いてみましょう。

できるだけ長く吐くつもりで

イスに座り、人さし指を口の前に立てます。鼻から息を吸って、人さし指に向かって口から息を吹きかけます。できるだけ細く長く、息を吐き切りましょう。5回繰り返し。

パニックを鎮める方法を、自分なりに獲得しよう。指に向かって、ながーく息を吹きかけるというのも、一つの方法。誕生日のケーキのろうそくを吹き消す気分で、やってみてみよう。

不調の原因別ポーズ　**こころの悩み**

Case70
パニック2

無意識のうちに非常時は口からの浅い呼吸、穏やかなときは鼻や横隔膜で呼吸しています。お腹を意識して穏やかな呼吸に変えてみましょう。息を吸ったときにお腹がふくらみ、吐いたときにへこむよう、お腹の上に枕を置いて意識してみましょう。ひとの身体は何かに触れている箇所に意識が向きます。

「パニックのときには身体がとてもつらくなる。でも、うずくまったりしながらこの姿勢をとろうとすることで、対処できるようになった」と28歳女性より。

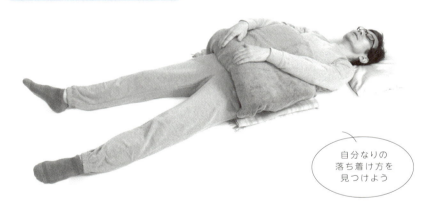

自分なりの落ち着け方を見つけよう

腰の下に畳んだバスタオルを敷いて仰向けになります。お腹の上に枕をのせ、その上に両手を置きます。ゆっくりと鼻で呼吸しながら、枕が上下に動く様子に意識を向け、吐く息を細く長く伸ばすイメージで1〜2分。

パニックになり、いても立ってもいられないときには、寝るのがいい。そして、身の回りにある道具を使って心地よい姿勢をとろう。この姿勢にこだわらなくても、自分が落ち着くポーズを探せばいい。

不調の原因別ポーズ **こころの悩み**

Case71
自意識過剰でくたびれる

自意識が過剰になると緊張状態が続き、心身が疲弊します。そんなときは、リラックスのポーズで休息しましょう。このポーズで自然と呼吸が深くなり、心と身体もラクになります。

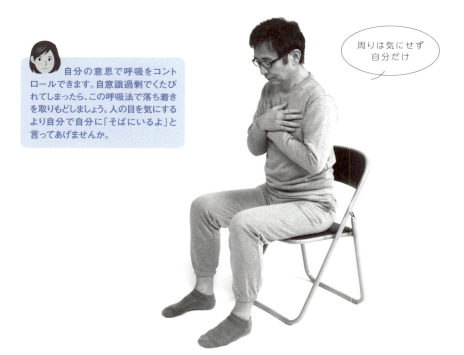

> 自分の意思で呼吸をコントロールできます。自意識過剰でくたびれてしまったら、この呼吸法で落ち着きを取りもどしましょう。人の目を気にするより自分で自分に「そばにいるよ」と言ってあげませんか。

周りは気にせず自分だけ

イスに座り、両手を胸の前で重ねて軽くあごを引きます。うすくまぶたを閉じ、鼓動に耳を傾けてみましょう。呼吸のペースをゆっくりにしていき、次第に穏やかになる気持ちを観察しましょう。2〜3分。

> 自己を過小評価しがちな現代では、自意識過剰はむしろ必要な能力なのかもしれない。でも、そんな自分に疲れたときにはヨガをしてみればいい。緊張状態が続くとくたびれてしまう。なにごとも緩急が大切で、そのためにヨガを活用するのもいいだろう。

不調の原因別ポーズ **こころの悩み**

Case72
自分を許せない

自分の価値を感じられるのは大切なことですね。生かされている自分を否定しないというのも、ヨガの教えの一つです。まずは自分の身体に触れ、自分の存在を肯定することから始めてみましょう。

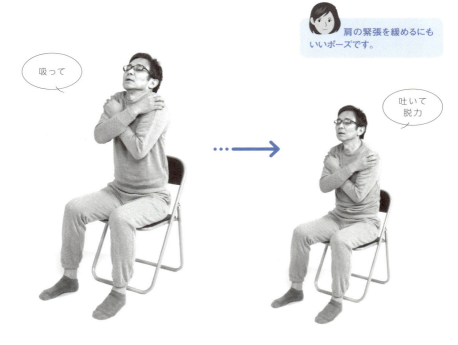

①イスに座り、右手を左肩、左手を右肩にのせて、鼻から息を吸うと同時に肩をすくめます。
②息を吐き出しながら両手で肩を押し下げます。3回行ったら、腕を組み替えて逆側も同様に（心の中で自分に「お疲れさま」と声をかけてみましょう）。

自分に「お疲れさま」と声をかけるというのは、よいアイデアだ。自分を大切に思えない人もいるが、いま生きていること、生きていられることに感謝するのは有意義なこと。「お陰さまで」と言える人は、治りも断然早い気がする。

不調の原因別ポーズ **こころの悩み**

Case73
自己嫌悪

自己嫌悪から抜け出せないときは、まず少しだけ身体を動かしてみましょう。一見無駄に思える身体の動きとともに、心に気づきと余裕が生まれてきます。自然と自分で自分を信じる気持ちも生まれてきます。

呼吸器 / 消化器 / 循環器 / 泌尿器 / 運動器 / 耳・鼻・眼 / 皮膚 / こころ / 子ども / 女性 / 高齢者 / がん / 重病 / 痛み / その他

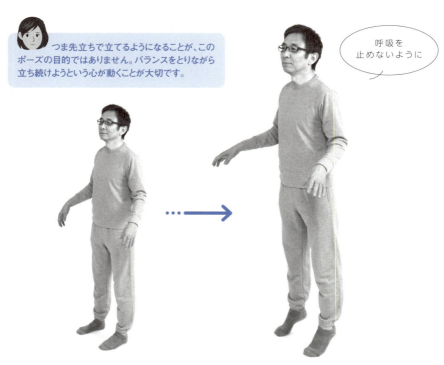

つま先立ちで立てるようになることが、このポーズの目的ではありません。バランスをとりながら立ち続けようという心が動くことが大切です。

呼吸を止めないように

①足を腰幅に開いて立ちます。
②ゆっくりと鼻で呼吸しながらかかとを上げ、つま先立ちでバランスをとって5秒キープ。ゆっくりとかかとを下ろします。3回繰り返し。

心がつらいときに、ヨガは助けになるのだろうか。なるのかもしれない。そう思ってヨガをやればいいと思う。ヨガは、その人の状態に応じて応えてくれる。つま先立ちは実は難しいのです。5秒はけっこう長いですよ。

不調の原因別ポーズ **こころの悩み**

Case74
恐れ

不意に恐れを感じることは、誰にでもありますね。恐れの感情を排除するのは難しいことです。恐怖を感じたとしても、気持ちを落ち着ける方法を知っておくと安心です。

「妻の出産を待つ時間、恐れや不安を感じていた。でも、この呼吸法のおかげで気持ちを落ち着けて待つことができた」と31歳男性より。

順番は間違えてもOK。ていねいに行うことが大切

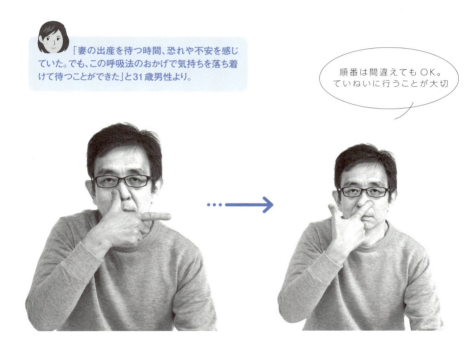

① 右手の親指と人差し指を除いて指を握ります。右手親指で右の鼻をふさぎ、左の鼻からゆっくりと息を吸い込みます。
② 吸い切ったら人差し指で左鼻をふさぎ、親指を離し右の鼻から息を吐きます。吐き切ったら右の鼻から息を吸い、親指で右鼻をふさいで左鼻から吐き出します。1〜2分繰り返し。

 右の鼻の穴と左の鼻の穴を交互に使って息をする。最初は馬鹿みたいに思えるかもしれない。でも、だまされたと思って一度やってみるといい。不思議と有効なのだ。

不調の原因別ポーズ **こころの悩み**

Case75
慢性疲労感1

全身の緊張を解いて、身体の疲れをやわらげよう。重力の負担が少ない姿勢がおすすめです。仰向けになり、枕やタオルを使って首やヒザの下を支え安定感のあるポーズで自分をいたわり回復を促しましょう。

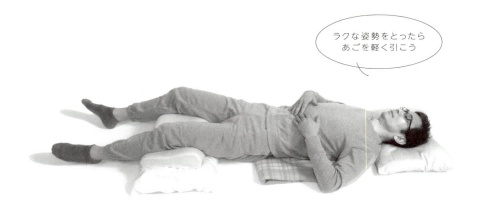

ラクな姿勢をとったらあごを軽く引こう

首の下にタオルを入れて支えると、おでこやほほの力が抜けてゆきます。ヒザの下に枕を入れると、お腹の緊張がとけてゆきます。

タオルを細長く丸めたものを首の下に入れ仰向けになります。お尻の下にはバスタオルを3つ折りにしたものを敷き、ヒザの下には枕を2、3個入れます。鼻で呼吸をしながら3分。おでこやお腹から力が抜けるのを感じましょう。

板の間で寝てみるとわかりやすいが、ただ寝転がるだけでは疲れてしまうことがある。伸ばすのではなく曲げたほうが心地よい部位は曲げよう。その際、バスタオルや毛布を補助的に使い、ラクな姿勢を探してみるといい。

不調の原因別ポーズ　**こころの悩み**

Case76
慢性疲労感2

逆立ちは心身がリフレッシュされ疲れがやわらぐといわれていますが誰でもできるポーズではありません。足を少し持ち上げるだけで効果が得られることもあります。

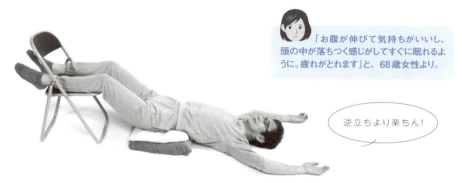

「お腹が伸びて気持ちがいいし、頭の中が落ちつく感じがしてすぐに眠れるように。疲れがとれます」と、68歳女性より。

逆立ちより楽ちん！

腰の下に枕を入れて仰向けになり、ふくらはぎをイスの座面にのせます。両腕は無理のない角度でバンザイし、気持ちよく胸を開きましょう。手のひらは天井に向け、お腹と胸にたっぷりと酸素を送るつもりで、3分間ほど深呼吸。20分程度続けてもOKです。

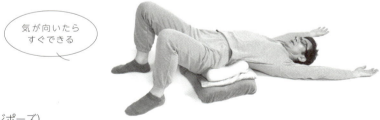

気が向いたらすぐできる

（アレンジポーズ）
重ねた枕の上に腰を乗せて仰向けになり、足を腰幅に開いてヒザを立てます。両腕は無理のない範囲でバンザイ、手のひらは天井に向けます。息を吸いながら胸をふくらませ吐きます。5回繰り返し。

リフレッシュする術をヨガだけに頼る必要はない。だけど、ヨガがリフレッシュ方法のひとつになることに間違いはないと思う。自分の力で、自分にとっていいものを探そう。それが生きる知恵。

不調の原因別ポーズ **こころの悩み**

Case77
慢性疲労感3

まずは呼吸筋をストレッチすることで酸素を取り入れやすい身体づくりから始めてみましょう。

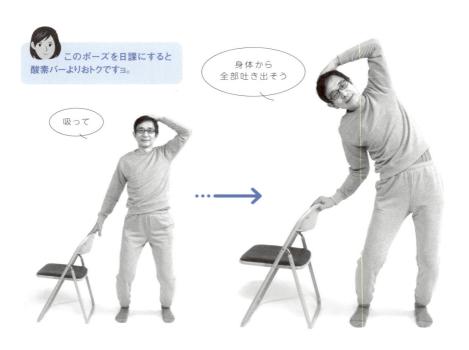

① 足を腰幅に開いて立ち、ヒザを軽く曲げます。右手はイスの背もたれに添え、左手の手のひらは頭の上に置きましょう。
② 息を吸いながら首と背筋を伸ばした後、鼻から息を吐きながら上半身を左に倒します。気持ちよく伸ばせるよう意識してみましょう。体側の気持ちよい伸びを3秒ほど味わったら上半身を戻し、反対側も同様に。

身体を横に伸ばす動きを、普段からやっているだろうか。日常生活では限られた動きが多いから、使わない筋肉がたくさんある。だからこそ、そんな筋肉に刺激を与えると心地がいい。

不調の原因別ポーズ **こころの悩み**

Case78
眠れない1

肩甲骨に力が入っていると緊張が抜けません。ゆったり眠るための準備として、肩甲骨を緩めてみましょう。

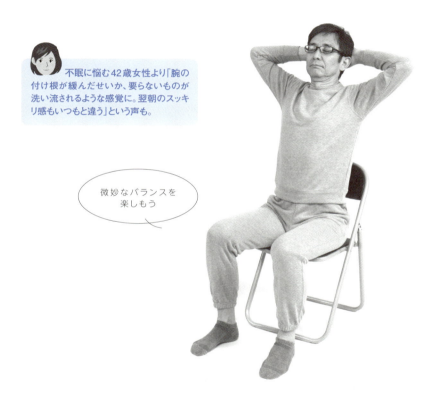

不眠に悩む42歳女性より「腕の付け根が緩んだせいか、要らないものが洗い流されるような感覚に。翌朝のスッキリ感もいつもと違う」という声も。

微妙なバランスを楽しもう

イスに座り、頭の後ろで手を組みます。息を吸った後、ゆっくりと吐きながら頭の重みを両手に預け、5秒キープ。3回繰り返し。

不眠がこんなことで治るのか…と疑う人もいるだろう。でも、子どもがお気に入りのタオルケットを手にした途端にあっさりと寝る、という例もある。寝るときの儀式をもうけることで、不思議と寝つきやすくなるかもしれない。

不調の原因別ポーズ **こころの悩み**

Case79
眠れない2

頭の位置を少し下げると、心が鎮まります。息を吐き出すと気持ちがラクになります。身体が硬い人はイスで支えてやってみましょう。がんばらない前屈は、心を鎮めて眠りへと導きます。

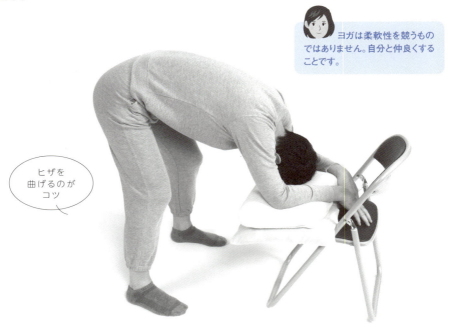

ヨガは柔軟性を競うものではありません。自分と仲良くすることです。

ヒザを曲げるのがコツ

腰幅よりも少し広めに足を開いて立ち、軽くヒザを曲げます。イスの座面に置いた枕に向かって上体を前に倒し、前頭部を枕に預けます。手でイスをつかんで姿勢を安定させ、そのまま全身の力を抜いて鼻で5回深呼吸。できるだけ背中をまっすぐに保ったまま、ゆっくりと起き上がります。

寝る前に少し身体を温めると、その後に体温が下がって眠りやすくなる。だから、こうした運動をしたりお風呂で温まったりすると効果的かもしれない。眠るための儀式の一つと思ってトライ。

不調の原因別ポーズ **こころの悩み**

Case80
寝起きが悪い

目が覚めたら、ベッドの上でそのままできるポーズで心身にエンジンをかけましょう。腰を反らせるポーズで、心と身体の活動スイッチを入れましょう。

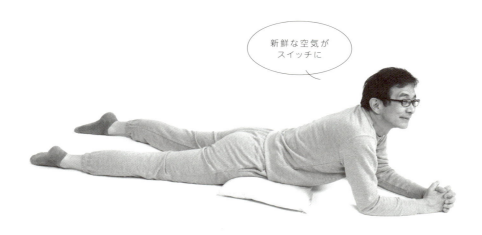

新鮮な空気がスイッチに

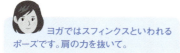

ヨガではスフィンクスといわれるポーズです。肩の力を抜いて。

お腹の下に枕を置いてうつ伏せになり、足を腰幅に開きます。上半身を床から浮かせて前腕で支えます。ヒジが直角になるよう調節して手指を組むと姿勢が安定しやすくなり、肩をリラックスさせると胸が開きます。肩・胸・お腹にたくさんの酸素を送り込むイメージで、ゆっくりと5回鼻で呼吸します。

朝からエンジン全開になれないと、ちょっとつらい。寝起きが悪いときには、このポーズをしてみよう。少しでもいい状態で1日の始まりを迎えられるかもしれない。目が覚めたら腹ばいになってみればいいのです。簡単ですよ！

不調の原因別ポーズ **こころの悩み**

Case81
心の病と診断されて不安が消えない1

心の病になってしまったら、焦らずに時間の経過を待ちましょう。少し何かをやってみたい気持ちになったら、簡単なヨガをやってみるのもよいでしょう。心の問題に、身体からアプローチするという考え方もあります。できる範囲で焦らずに少しずつ挑戦してみてください。

行き詰まるとまわりが見にくくなりますね。まずは目の前のものを、「ただ見る」ことから始めてみましょう。

何も考えないでやるのがコツ

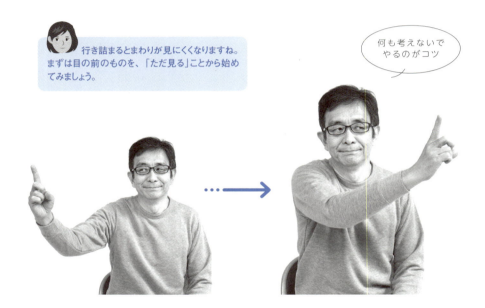

顔の前で人さし指を立て、ゆっくりと右にスライドさせると同時に、顔を固定したままでその指先を目で追います。指が視界から消えたら今度は左にスライドさせ、同様に目で追います。5往復。

心の病の多くは、時間の経過によってラクになる。ラクになる過程でぜひ、ヨガのポーズを実践してみるといい。ヨガの効果を信じていなくても、時間の経過を楽しむつもりでやってみればいいのだ。

不調の原因別ポーズ **こころの悩み**

Case82
心の病と診断されて
不安が消えない2

不安で自分の気持ちをコントロールできないとき、あるがままの感情を受け入れ、自分を観察する時間をとってみましょう。自分の気持ちを落ち着いてみられるようになれば、なにかが見えてくるかもしれませんね。

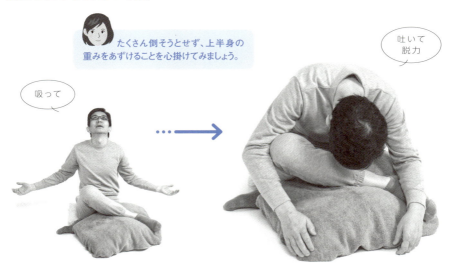

たくさん倒そうとせず、上半身の重みをあずけることを心掛けてみましょう。

吐いて脱力

吸って

① 足を交差させて床に座ります。ヒザの間に枕を挟むと姿勢を安定させやすくなります。鼻で息を吸いながら両手を広げて胸を開きます。
② 息を吸い切ったら、今度は吐き出しながら股関節を起点にして上半身を前に倒します。吐き切ったら、両手を広げながら上半身を起こします。10回繰り返し。水の中でゆらゆらと揺れる海藻の滑らかな動きをイメージしましょう。

時間の経過を楽しむためのポーズをもう一つ。何ごとも深く考えず、気軽にやってみればいいのだ。時間の経過を楽しむというのは、実はなかなか難しい。そんなときの知恵のひとつとして、役立てばしめたもの。

不調の原因別ポーズ **こころの悩み**

Case83
病気による気持ちの萎縮

普段はあまり大きく動かさない股関節をストレッチしてみましょう。無理なく気持ちよく身体を伸ばせば気持ちも少し前向きになります。病気との付き合い方も変わってくるかもしれません。

呼吸器／消化器／循環器／泌尿器／運動器／耳・鼻・眼／皮膚／こころ／子ども／女性／高齢者／がん／重病／痛み／その他

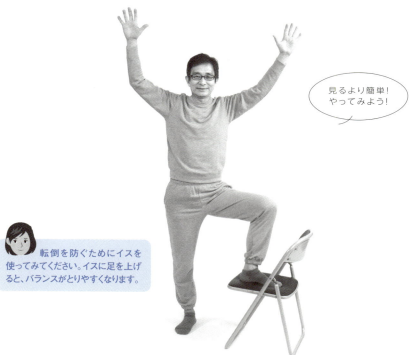

見るより簡単！やってみよう！

転倒を防ぐためにイスを使ってみてください。イスに足を上げると、バランスがとりやすくなります。

イスの座面に左足をのせます。股関節から太ももにかけて伸びているのを感じながら、天井に向かって両手を上げます。胸を気持ちよく開くイメージで、3回深呼吸。逆足も同様に。

ヨガは、病気で落ち込みがちな気持ちを前向きにしてくれる。アメリカではすでにたくさんの事例があり、その有用性が認められているらしい。イスは安定感があるものを使用してください。実は少々難しいポーズです。

不調の原因別ポーズ **こころの悩み**

Case84
病気による気分の落ち込み

病気のときにはブルーな気分で、呼吸も浅くなりがち。まずは肩のまわりをほぐしてみましょう。自分の身体の重みを使って少しずつ可動域を広げると、自然と呼吸が深まってゆきます。

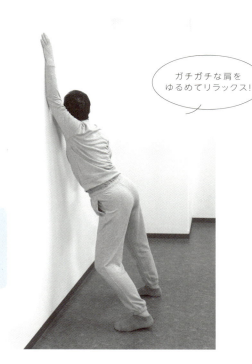

> ガチガチな肩を
> ゆるめてリラックス！

> 腕を上げる高さは、無理せずに自分にできるところまでで。今日は今日、明日は明日できるところまででよいのです。

壁との間に1歩分の間隔を空けて立ちます。片腕を上げ、手のひらを壁に当てます。鼻で息を吸って吐き出しながら、脇の下を壁に押しつけるようにして伸ばしましょう。息を吸いながら身体を戻し、3回繰り返し。反対も同様に。イスに座って行ってもOK。

> ヨガでは病気を治せないかもしれない。でも、直接的な治療効果が見込めないとしても、ある程度は役に立つかもしれない。それならトライしてみればいいと思う。これは気持ちいいですよ。ぜひトライ！

呼吸器／消化器／循環器／泌尿器／運動器／耳・鼻・眼／皮膚／こころ／子ども／女性／高齢者／がん／重病／痛み／その他

不調の原因別ポーズ **こころの悩み**

Case85
病気による運動機会の減少

縮んだ身体を開くだけでも、刺激になります。開こうと意識をするだけでもOKです。このポーズは、不安定な状態でバランスをとろうと、身体が自然に動いてしまいます。自然に筋力が向上していきます。

呼吸器/消化器/循環器/泌尿器/運動器/耳・鼻・眼/皮膚/こころ/子ども/女性/高齢者/がん/重病/痛み/その他

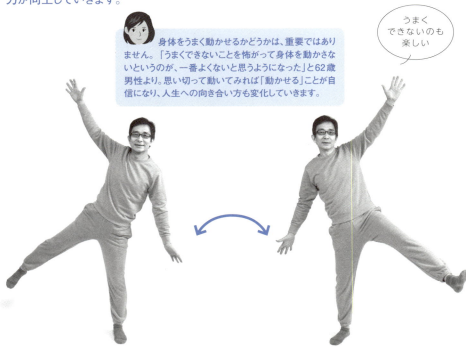

身体をうまく動かせるかどうかは、重要ではありません。「うまくできないことを怖がって身体を動かさないというのが、一番よくないと思うようになった」と62歳男性より。思い切って動いてみれば「動かせる」ことが自信になり、人生への向き合い方も変化していきます。

うまくできないのも楽しい

①腰幅の倍くらいに両足を開き、両腕は肩の高さで伸ばします。手のひらは正面を向けます。両手両足を伸ばしたまま、息を吸いながら左足に重心を預け、右足を宙に浮かせましょう。
②今度は息を吐きながら右足に重心を預け、左足を宙に浮かせます。肩に力が入らないよう注意しながら、15回。

いまだに西洋医学的な治療が確立されてない領域では、少しでもよいことをやる、よくないことを避ける、そんな些細なことの連続が大切。片足立ちは難しいのです。楽しみながらゆっくりやってみてください。

不調の原因別ポーズ **子どもの悩み**

Case86
落ち着きがない1

子どもはいつでも好奇心旺盛。さまざまな冒険をしたくなり、制御不能になることも。自分で気持ちを落ち着ける方法を知っていると、将来の大切な財産になります。

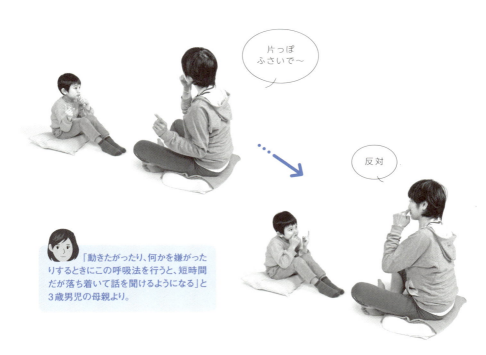

「動きたがったり、何かを嫌がったりするときにこの呼吸法を行うと、短時間だが落ち着いて話を聞けるようになる」と3歳男児の母親より。

①子どもと向かい合って座ります。右手の人差し指で右鼻をふさぎ、左鼻で息を吸います。
②左手の人差し指で左鼻をふさぎ、右鼻を離します。右鼻から息を吐いたら、右鼻から吸います。右手の人差し指で右鼻をふさぎ、左鼻を離して左鼻から吐きます。子どもは、親を見ながら真似をします。1〜2分。

子どもに落ち着きがないのは当然のこと。しかし、それを病気と捉えて薬で治そうとする治療法もある。僕は、まずはヨガなどに挑戦してみればいいと思う。薬を飲むのは最後の手段だ。

不調の原因別ポーズ **子どもの悩み**

Case87
落ち着きがない2

親と一緒に身体を動かすのは楽しい遊びです。両手を取り合うだけでも子どもの表情は明るくなります。そして、一生懸命に取り組むうち、周囲に気をとられず行動が落ち着いていきます。子どもと目線を合わせてチャレンジしましょう。

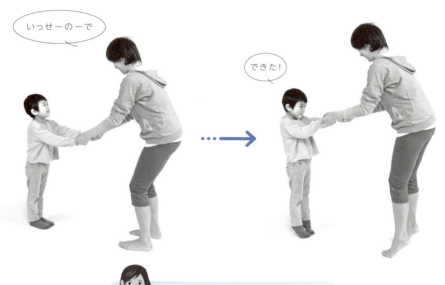

「一緒に簡単なポーズにチャレンジすると、自然と集中できるようになった。少し落ち着きが生まれた」と5歳男児の母親より。

①子どもと向かい合って立ちます。両手をつないで目を合わせます。
②「息を吸って、吐いて」と声をかけながら、「吐いて」のタイミングで一緒につま先立ちします。3秒ほどキープ、息を吸いながらかかとを下ろし、5回繰り返し。

 子どもの心の病気にはさまざまな配慮が必要。でも、専門的な配慮はプロに任せることにして、親などの身近な人は一緒になって思いっきり体を動かしてみてはどうだろう。ヨガが有効に働くこともある。

不調の原因別ポーズ **子どもの悩み**

Case88
イライラ・不機嫌

全身が縮こまったり猫背になったりすると、考え方もネガティブに。身体を伸ばすと気持ちも前向きになるので、実践してみましょう。

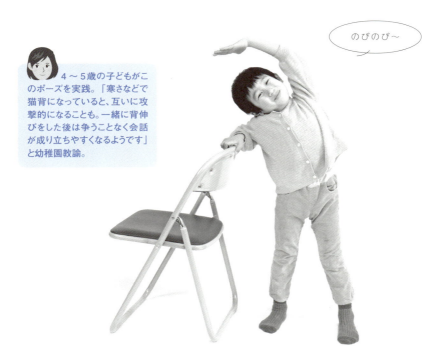

のびのび〜

4〜5歳の子どもがこのポーズを実践。「寒さなどで猫背になっていると、互いに攻撃的になることも。一緒に背伸びをした後は争うことなく会話が成り立ちやすくなるようです」と幼稚園教諭。

子どもは、足を腰幅に開いて立ちます。右手はイスの背もたれに添え、左手の手のひらは天井に向かって上げます。「鼻から息を吸って、吐いて」と声をかけながら、「吐いて」のタイミングで上半身を右側に曲げるよう促します。3回繰り返し。左側も同様に。

このポーズがイライラをやわらげるという理論は、よくわからない。でも、チャレンジしてみて効果を得られるならそれでいいでしょ。一緒にやると子どもは喜んでやりますよ！楽しみながら続けてみてください。

不調の原因別ポーズ **子どもの悩み**

Case89
発達障害
（コミュニケーションによるストレス）

ヨガでは子どもの気持ちに、身体を使ってアプローチをします。緊張と弛緩で遊びながら、心を落ち着けてみましょう。

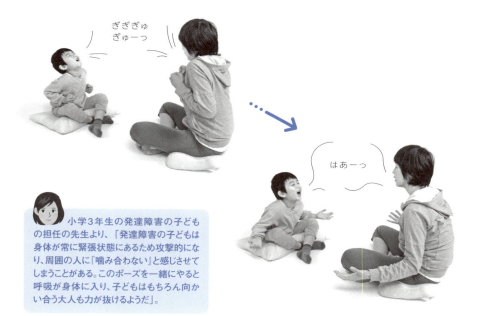

 小学3年生の発達障害の子どもの担任の先生より、「発達障害の子どもは身体が常に緊張状態にあるため攻撃的になり、周囲の人に『噛み合わない』と感じさせてしまうことがある。このポーズを一緒にやると呼吸が身体に入り、子どもはもちろん向かい合う大人も力が抜けるようだ」。

① 子どもと向かい合って床に座ります。子どもと一緒に、鼻から息を吸うと同時に両手をぎゅーっと握ります。
② 息を吐きながら手の力を緩め5回繰り返します。気持ちの変化を伝え合いましょう。

> 子どもと一緒にうまく遊べない親が増えている。そんな親子にはヨガをおすすめしたい。身体を使って一緒に遊びながら元気になれる。もちろんヨガにこだわる必要はないが、楽しいからぴったりだと思う。

不調の原因別ポーズ　**子どもの悩み**

Cas90
寝つきが悪い・夜泣き

携帯電話やゲームなど、子どもの目は処理しきれないほどの刺激に曝されています。興奮がおさまらず寝付けないこともありますね。身体をリラックスさせて脳や神経を休めることを知っておきましょう。このポーズは、大人になってからも役立ちますよ。

呼吸器
消化器
循環器
泌尿器
運動器
耳・鼻・眼
皮膚
こころ
子ども
女性
高齢者
がん
重病
痛み
その他

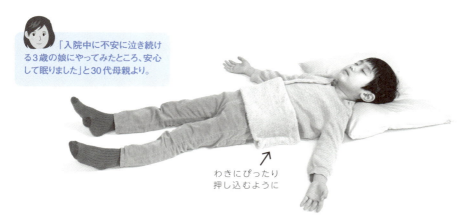

「入院中に不安に泣き続ける3歳の娘にやってみたところ、安心して眠りました」と30代母親より。

わきにぴったり押し込むように

子どもは仰向けにさせます。厚みが出るように細長く折ったバスタオルを、子どものお腹に巻きつけます。タオルの端は腰の下に挟み込み、「安心してね」と声をかけましょう。

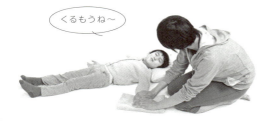

くるもうね〜

（アレンジポーズ）
子どもは仰向けになり、2つ折りにしたタオルで手のひらを包みます。親は鼻から息を吐きながら、タオルの上から子どもの手をそっと圧迫します。

子どもは泣くもの。だから、泣いていても親は心安らかでいることが大切だ。子どもは本能的に親の不安を受け取っている。だから夜泣きは、親の不安の代弁なのかもしれない。子どもだけではなく親も一緒にヨガをして、穏やかでいられるといいと思う。

不調の原因別ポーズ **子どもの悩み**

Case91
おねしょ

「おねしょを早く卒業したい」と親が焦りはじめると、子どもが緊張して逆効果になることも。親子で楽しく一緒にできることを探してみましょう。ヨガで安心感に包まれて眠るきっかけができればおねしょが少しずつ減っていくかもしれません。

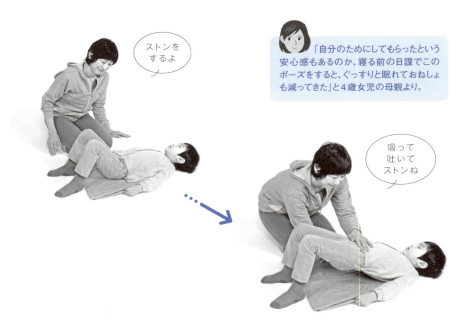

「自分のためにしてもらったという安心感もあるのか、寝る前の日課でこのポーズをすると、ぐっすりと眠れておねしょも減ってきた」と4歳女児の母親より。

① 子どもはバスタオルなどの上に仰向けになり、足を腰幅に開いてヒザを立てます。両手は身体側に添って伸ばします。
② 息を吸いながらお尻を天井に向かって持ち上げ、親がお尻を手で支えます。「息を吸って、吐いて」と声をかけ、「吐いて」のタイミングでお尻を支えている手を離します。4～5回繰り返した後、子どもの仙骨周辺を軽くさすります。

 おねしょは叱っても治らない。でも、ヨガを通したなにかのおかげで治ることがあるかもしれない。子どもに必要なのは、親の優しさだ。そしておねしょの子どもは少なくない。みんな秘密にしているだけです。

不調の原因別ポーズ **子どもの悩み**

Case92
発熱

熱があると体力の消耗が大きくなります。うつ伏せになった子どもの背中に触れ「守られている」という感覚を伝えましょう。枕やタオルなどの柔らかいものでお腹を支えつつ、背中をなでると効果的です。

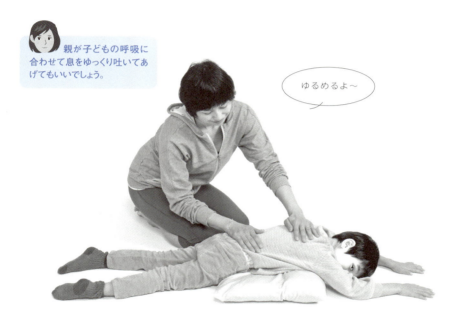

親が子どもの呼吸に合わせて息をゆっくり吐いてあげてもいいでしょう。

ゆるめるよ〜

子どもは、お腹の下に枕を置いてうつ伏せになります。「身体の力を抜いて」と声をかけながら、子どもの背中と腰に手を当ててゆらゆらと横に揺らします。1分。

子どもが高熱でも、機嫌がいいなら心配はない。好きなオモチャで遊んだりしているようなら大丈夫。機嫌が悪いようなら、すぐに小児科へ行こう。発熱してウイルスと戦っているのです。親は慌てず、サポートしてあげましょう。

不調の原因別ポーズ **女性の悩み**

Case93
月経前症候群

つらいときは休みましょうと言われても、なかなか休めないことが多いですね。ゆっくりできるポーズを覚えしっかりと休みましょう。

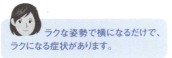

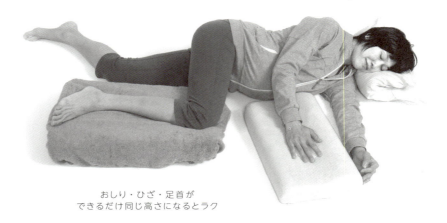

おしり・ひざ・足首が
できるだけ同じ高さになるとラク

左肩を下にして横たわり、頭は枕にのせます。右ヒザを曲げてその下に枕を置く。軽くあごを引いてそっと目を閉じ、自分の心臓を観察するイメージでしばらく休息します。心臓への意識を徐々に呼吸に向け、その後しばらく呼吸の状態を観察します。

寝るときの姿勢をあまり意識しない人も多いのではないだろうか。快適な姿勢で寝るのは心地いいものだ。自分が本当に寝やすい姿勢を探ってみよう。クッションや枕を上手に使うと寝やすくなりますよ。

不調の原因別ポーズ **女性の悩み**

Case94
ホルモンバランスの乱れ

ストレスで生活が乱れると、ホルモンバランスも乱れることがあります。お腹をタオルでくるむだけで自然と「守られている」という安心感で不安がやわらぎます。

呼吸器 / 消化器 / 循環器 / 泌尿器 / 運動器 / 耳・鼻・眼 / 皮膚 / こころ / 子ども / 女性 / 高齢者 / がん / 重病 / 痛み / その他

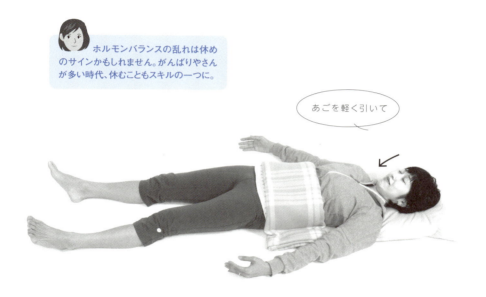

ホルモンバランスの乱れは休めのサインかもしれません。がんばりやさんが多い時代、休むこともスキルの一つに。

あごを軽く引いて

バスタオルを厚みが出るように細長く折ります。あおむけになり、お腹にタオルを巻きつけ、タオルの端は腰の下に挟み込みます。タオルが触れている部分に呼吸を送り込むようなイメージで、1分間ほどゆっくりと鼻呼吸します。

腹巻きは結構役に立つ。お腹を温めるだけでなく「守られている」という感じをもたらしてくれるのだ。これは大切なことだと思う。柴又の寅さんは夏でも腹巻きをしているでしょ。

不調の原因別ポーズ **女性の悩み**

Case95
妊娠中の不調1（足のむくみ）

妊娠中は運動不足になりがちです。水分や老廃物がうまく処理されず、足のむくみにつながることも。足の筋肉をできるだけ収縮させ、血のめぐりのよい状態を保ちましょう。

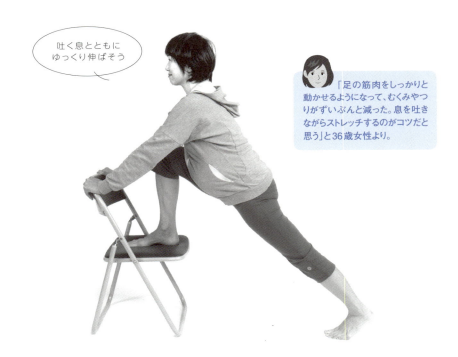

吐く息とともに
ゆっくり伸ばそう

「足の筋肉をしっかりと動かせるようになって、むくみやつりがずいぶんと減った。息を吐きながらストレッチするのがコツだと思う」と36歳女性より。

イスを壁際に置くなどして固定します。
イスの座面に右足をのせ、ヒザを曲げます。左足はまっすぐに伸ばし、かかとを上げます。鼻から息を吸い、吐き出しながらヒザをさらに深く曲げて上半身を前方に移動させます。同時に、左足の裏側全体を伸ばします。息を吸いながら元の姿勢に戻り、3回繰り返したら逆側も同様に。

 筋肉量が極端に少ないと病気になる。筋肉は、身体の基本構造を維持するだけでなく、熱生産の機能もあるし静脈のポンプ機能も備えているのだ。日ごろからほどほどに、筋肉を鍛えておきたい。

不調の原因別ポーズ **女性の悩み**

Case96
妊娠中の不調2
(緊張感が緩まない)

骨盤は赤ちゃんのゆりかご。ポカポカゆらゆら良い状態にできるよう股関節を無理なく開いてみましょう。勢いをつけずに、支えを利用しながらゆったりと開くのがポイント。赤ちゃんのためにお母さんもリラックスしましょう。

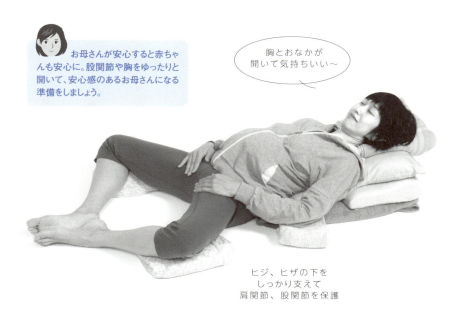

お母さんが安心すると赤ちゃんも安心に。股関節や胸をゆったりと開いて、安心感のあるお母さんになる準備をしましょう。

胸とおなかが開いて気持ちいい〜

ヒジ、ヒザの下を
しっかり支えて
肩関節、股関節を保護

足裏を合わせて床に座り、枕を3〜4個重ねて傾斜をつくったところにもたれかかります。ヒザの下にはタオルなどを置いて、股関節の開きすぎを防ぎます。お腹に手を添え、あごを引いて目を閉じたら、お腹の赤ちゃんに呼吸を届けるイメージで10〜20分ほどゆっくりと呼吸します。

股関節を開くことで、本当に血行がよくなるかどうかはわからない。でも、無理なくできるポーズだから一度やってみて、気持ちがいいなら続行すればいいだろう。整合性ばかりを求めてもいいことはないと思う。

呼吸器 / 消化器 / 循環器 / 泌尿器 / 運動器 / 耳・鼻・眼 / 皮膚 / こころ / 子ども / 女性 / 高齢者 / がん / 重病 / 痛み / その他

不調の原因別ポーズ **女性の悩み**

Case97
妊娠中の不調3（腰が重い）

胎内の赤ちゃんが成長するに従ってお腹への重力の影響が大きくなります。その影響は腰にも出ます。時々、お腹を重力にゆだね脇の下と背骨を気持ちよく伸ばすと楽になります。

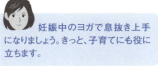

妊娠中のヨガで息抜き上手になりましょう。きっと、子育てにも役に立ちます。

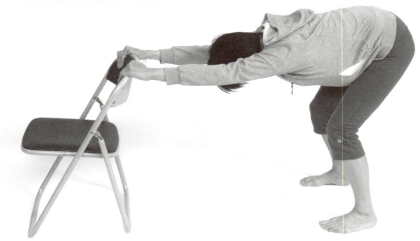

ヒザを曲げて
お尻を遠ざけよう

腰幅よりもやや広めに足を開き、イスの背もたれを両手で持ちます。腰から手先にかけて床と平行になるように足の位置を調整し、ヒザを曲げます。鼻から息を吐くと同時に、お尻を後ろに引いて上半身をストレッチ。息を吸いながら身体の力を抜き、息を吐いてストレッチを3回繰り返し。ゆっくりとイスに歩み寄ってから上体を起こします。

お腹の中の赤ちゃんは動く。大きくなってくると、蹴飛ばされている感覚があるからわかるだろう。お母さんにとっても、このようにちょっとした刺激があるのはいいことかもしれない。

不調の原因別ポーズ **女性の悩み**

Case98
更年期の不調1（不安・イライラ）

不安やイライラが募る更年期には、脇も縮こまりがち。肋骨と骨盤の間隔を広げるようなイメージでストレッチしてみましょう。

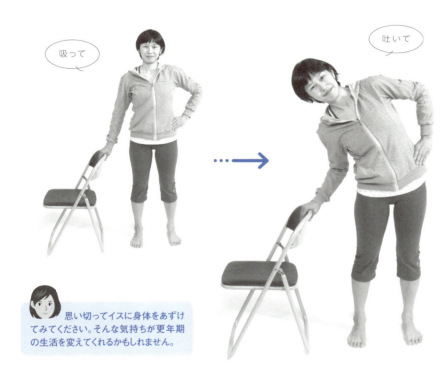

 思い切ってイスに身体をあずけてみてください。そんな気持ちが更年期の生活を変えてくれるかもしれません。

① 足を腰幅に開いて立ち、右手はイスの背もたれをつかみます。左手は腰に添えます。
② 鼻から息を吸い、吐き出しながら上体を右側に傾けます。左の体側がストレッチされるのを感じたら、さらに息を吐きながら元に戻します。3回繰り返し。左側も同様に。

「なぜこのポーズが効くのか」という理屈は不要。ラクになればそれで十分でしょ。軽い気持ちでトライして、意外とラクになる。不思議かもしれないが、そんな経験をたくさんしてみてください。

不調の原因別ポーズ **女性の悩み**

Case99
更年期の不調2（不安・イライラ）

お腹のなかには内臓があります。やさしく包まれると本能的に安心を感じます。内臓の働きは自分の意思でコントロールできませんが、やさしく包んでいたわってあげるイメージで。

呼吸器／消化器／循環器／泌尿器／運動器／耳鼻眼／皮膚／こころ／子ども／女性／高齢者／がん／重病／痛み／その他

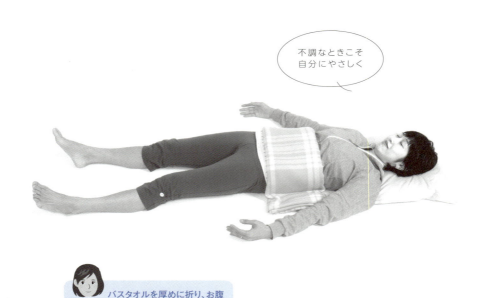

不調なときこそ
自分にやさしく

バスタオルを厚めに折り、お腹をすき間なく包み込むのがポイント。

仰向けになり、厚みが出るように細長く折ったバスタオルをお腹に巻きつけます。タオルの端は腰の下に挟み込みます。全身の力を抜き、ゆっくりと鼻で呼吸しながら、タオルが触れている部分に呼吸を送るイメージで。1分間。

> なんでもないポーズだが、やってみると気持ちがいいものだ。ヨガ経験のない人も、構えることなくやってみればいい。気持ちのよさを体感してヨガに興味が湧いたなら、究めてみるのもいいだろう。

不調の原因別ポーズ **女性の悩み**

Case100
更年期の不調3（不安・イライラ）

気分をほぐしたいときにおすすめのポーズ。背骨をギュッとひねろうとするのではなく、ひねったらあとは思いっきりゆだねてみましょう。内臓をゴゴゴと動かすようなイメージでひねるのがコツです。

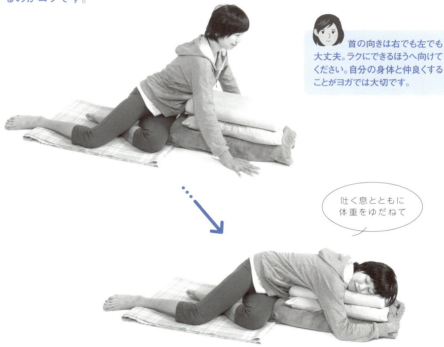

首の向きは右でも左でも大丈夫。ラクにできるほうへ向けてください。自分の身体と仲良くすることがヨガでは大切です。

吐く息とともに体重をゆだねて

①足を右側に流すように横座りになり、身体の左側に枕を2～3個セット。
②上体を左にひねり、鼻から息を吐きながら上半身を枕に預けて身体の力を抜きます。そのまま3回深呼吸。ゆっくりと身体を起こします。右側も同様に。

「体をひねれば気分転換になる」と言われても、ピンとこないかもしれない。だけど僕は、ピンとこない事実をすっ飛ばして、ともかくやってみるタイプ。そうすれば、真実はみえてくるのだから。

不調の原因別ポーズ **女性の悩み**

Case101
更年期の不調4（不安・イライラ）

更年期特有の不調が気になる人に「お尻歩き」がおすすめです。お尻をはじめ、お腹や腰、肩甲骨まわりなど、あらゆる筋肉を総動員させる「お尻歩き」は、不調をやわらげ、前向きな気分にさせてくれます。

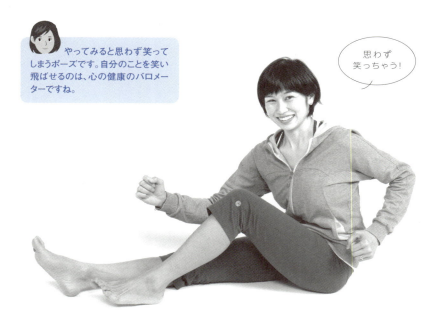

やってみると思わず笑ってしまうポーズです。自分のことを笑い飛ばせるのは、心の健康のバロメーターですね。

思わず笑っちゃう！

床に座り、足を前に伸ばします。ヒザは軽く曲げてOK。腕を元気に振って1～2分、お尻で歩いてみましょう。うまく歩けなくてもよいので、お尻で歩くという行為を楽しんで。イスの上で行ってもOK。

更年期の不調にもヨガがおすすめだ。ヨガのポーズをして、前向きで楽しい気分になろう。お尻で歩くのは本当にいい運動になります。骨盤周囲の筋肉を鍛えることは大人はほとんどやっていません。ぜひトライ！

不調の原因別ポーズ **女性の悩み**

Case102
更年期の不調5（緊張・肩こり）

このポーズのベースは「鷲のポーズ」。肩こりに効果的だそうですが、難しいポーズです。肩への効果はほぼ同じ、簡単ポーズをおすすめします。息を吐きながら、積み重なっている荷物を少しずつおろすようなイメージで行ってみましょう。

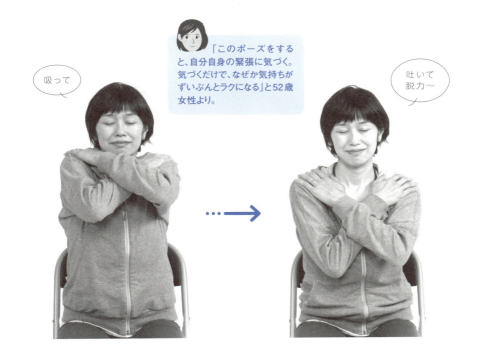

「このポーズをすると、自分自身の緊張に気づく。気づくだけで、なぜか気持ちがずいぶんとラクになる」と52歳女性より。

吸って

吐いて脱力～

右手を左肩、左手を右肩にのせ、鼻で息を吸いながら肩をすくめ、息を吐きながら両手で肩を押し下げます。3回繰り返し。手を組み替えて同様に。（心の中で自分に「お疲れさま」といたわりを伝えてみましょう）

元気でいるためには、些細な健康法の積み重ねが大切だと思う。些細な積み重ねを続けるには、お金がかからないことや害がないことは重要なポイントとなる。そうした面でもヨガはおすすめだ。

不調の原因別ポーズ **女性の悩み**

Case103
乳腺痛

乳腺痛をやわらげたくても、起き上がった状態で腕を持ち上げてストレッチするのは大変です。仰向けになってバンザイの姿勢で自分の腕の重みで伸ばすポーズならできる人が多いです。

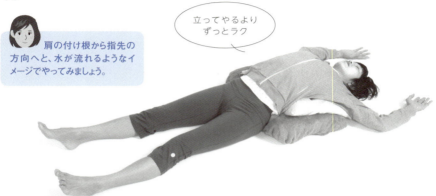

肩の付け根から指先の方向へと、水が流れるようなイメージでやってみましょう。

立ってやるよりずっとラク

仰向けになり、肩甲骨の下に枕を2つ重ねて置きます。胸の位置が頭よりも高くなるようにして背中を反らし、バンザイをします。身体いっぱいに空気を取り込むようなイメージで鼻から息を吸い、吐きながら脱力します。1〜2分繰り返し。

吸って伸ばして吐いて引きよせる

（アレンジポーズ）
手のひらを正面に向けて座り、息を吸いながら両腕を斜め45度上に伸ばします。息を吐きながら、両ヒジを身体側に向かって引き寄せます。肩甲骨どうしを引き寄せるイメージで。5回繰り返し。

乳腺の痛みは、乳がんでもなければ放置され、我慢するものだとされている。でも、少しでもよくなりたいなら、ヨガや漢方薬を試してみるといい。乳腺痛や乳がんであることはごくまれです。安心しましょう。

不調の原因別ポーズ **女性の悩み**

Case 104
子宮系疾患
（子宮筋腫・子宮内膜症など）

子宮に問題があると、つい気になってそのことばかり考えがち。そんなときこそ、ヨガにしばし集中してみましょう。気分転換には目線を変えるのが一番です。

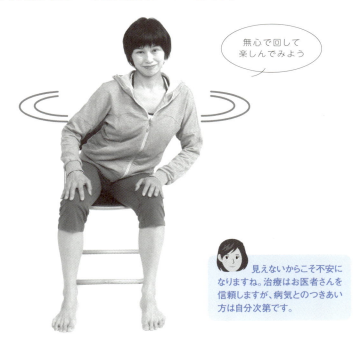

無心で回して
楽しんでみよう

見えないからこそ不安になりますね。治療はお医者さんを信頼しますが、病気とのつきあい方は自分次第です。

イスに座り、両手をヒザに置きます。鼻で呼吸をしながら、胸で床と平行に円を描くようにして上半身を回します。お尻の位置は固定します。背骨と骨盤の動きをなめらかにイメージして回転します。左右5回ずつを目安に。

「病気のことばかり考えてしまう」というとき、気持ちをそらすためにもヨガが役に立つかもしれない。ゆっくり回してください。何より無心でゆっくりです！

呼吸器 / 消化器 / 循環器 / 泌尿器 / 運動器 / 耳・鼻・眼 / 皮膚 / こころ / 子ども / **女性** / 高齢者 / がん / 重病 / 痛み / その他

不調の原因別ポーズ **高齢者の悩み**

Case105
認知症1（情緒不安定）

認知症になっても呼吸をしている限り、私たちの身体は働き続けています。身体が自然に発している小さな動きに、ほんの少しの動きをプラスするように働きかけてみましょう。

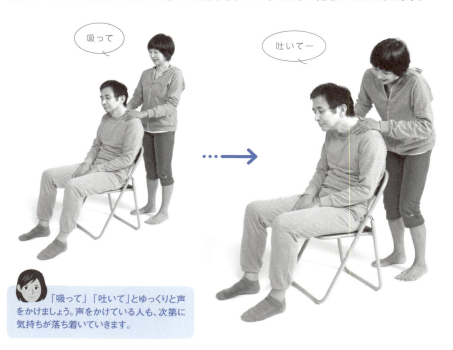

「吸って」「吐いて」とゆっくりと声をかけましょう。声をかけている人も、次第に気持ちが落ち着いていきます。

①患者さんはイスに座ります。一緒にヨガをする人が後ろに立って患者さんの両肩に手のひらを乗せます。
②「息を吸って、吐いて」と声をかけながら、「吐いて」のタイミングで手のひらに少し体重をかけて患者さんの肩をそっと圧迫します。「吸って」のタイミングで圧迫をやめます。10回繰り返し。

 認知症の家族がいるなら、ぜひ会話をしてほしい。会話が困難になったなら、ぜひ身体に触れてコミュニケーションをとってほしい。会話ができないだけで、実はその内容は理解できているのかもしれない。

不調の原因別ポーズ **高齢者の悩み**

Case 106
認知症2（情緒不安定）

呼吸は、波のように「吸う」「吐く」を繰り返します。それと同じように人生にも、波のように良いこと悪いことが起こり、そうしたすべての調和によって世界が成り立っているというのがヨガの考え方。身体の中にさまざまな調和を見いだして、心を落ち着けましょう。

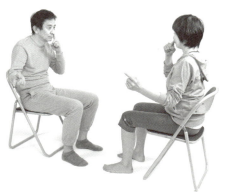

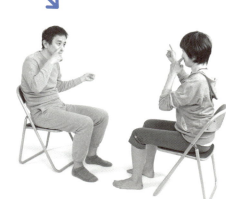

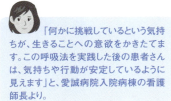

「何かに挑戦しているという気持ちが、生きることへの意欲をかきたてます。この呼吸法を実践した後の患者さんは、気持ちや行動が安定しているように見えます」と、愛誠病院入院病棟の看護師長より。

①右手の人差し指で右鼻をふさぎ、左鼻から息を吸います。
②左手の人差し指で左鼻をふさぎ、右鼻を解放します。右鼻から息を吐いたら、右鼻から吸います。右手の人差し指で右鼻をふさぎ、左鼻を解放して左鼻から吐きます。1〜2分。

軽度の認知症にはこのヨガが役に立つ。中等度の場合も、言葉が理解できているならおすすめだ。つまらない運動に見えるかもしれないが、効果はあるし継続しやすい。ぜひトライしよう。

不調の原因別ポーズ **高齢者の悩み**

Case107
認知症3
（気持ちが頑なになってしまう）

うつむき加減で胸を閉じた姿勢でいると、心を閉ざした気分になります。だからといって、無理やりに胸をこじ開けるのも難しい。様子を見ながら無理せず少しずつ、胸を開く感覚を取り戻しましょう。

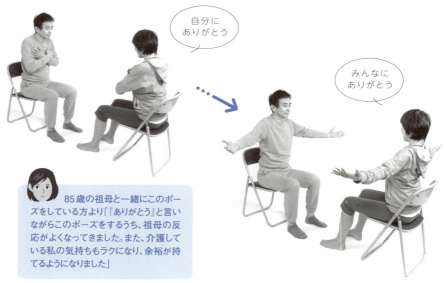

85歳の祖母と一緒にこのポーズをしている方より「『ありがとう』と言いながらこのポーズをするうち、祖母の反応がよくなってきました。また、介護している私の気持ちもラクになり、余裕が持てるようになりました」

①患者さんとパートナーの2人で向かい合ってイスに座り、お互いに右手を左肩、左手を右肩に置きます。
②鼻から息を吐きながら互いに小さくお辞儀をし、息を吸いながら両手を大きく広げます。手を交差させているときには自分に「ありがとう」、手を広げるときには相手に対して「ありがとう」と声をかけてみましょう。

> 認知症の進行防止には、アウトプットを続けることが効果的だと思っている。もちろん、運動も大切だ。日常生活にヨガが組み込まれているというのは理想的なこと。認知症になっても運動を継続しやすいだろうから。

不調の原因別ポーズ **高齢者の悩み**

Case108
認知症4（運動不足）

患者さんができないことをやらせようとするのではなく、できることを探して挑戦すればいいのです。患者さんができることを一緒になって見つけだし、一緒に楽しんでうれしい気持ちになりましょう。

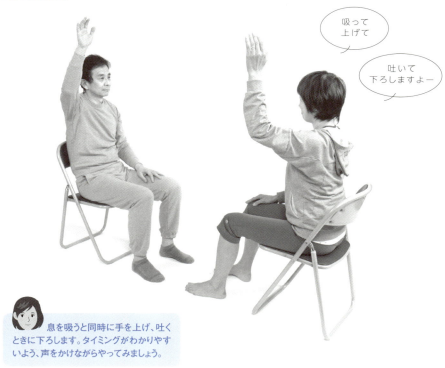

吸って
上げて

吐いて
下ろしますよー

息を吸うと同時に手を上げ、吐くときに下ろします。タイミングがわかりやすいよう、声をかけながらやってみましょう。

患者さんとパートナーがイスに座ります。患者さんが手を上げ下げし、ヨガを一緒にする人はその動きを見ながら鏡のように動きをまねします。

自分で食べる。自分で歩く。そして、自分で自分のことを認識できるというのが大切だと思っている。認知症は、自分で自分のことがわからなくなる。その進行を止める薬はないからこそ、ヨガが少しでも役立つことを願っている。

不調の原因別ポーズ **高齢者の悩み**

Case109
終末期1（不安・孤独）

他人から突然手を握られると、びっくりするものです。直接ではなくタオルの上からそっと触れるようにすれば、受け入れやすくなります。間接的でも十分に、人の温かみを感じることができますね。

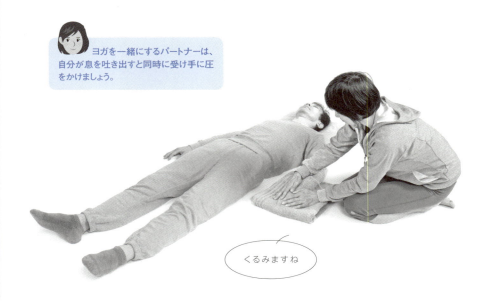

ヨガを一緒にするパートナーは、自分が息を吐き出すと同時に受け手に圧をかけましょう。

くるみますね

患者さんは仰向けになります。ヨガを一緒にする人は2つ折りにしたタオルで患者さんの手のひらを挟み、タオルの上からそっと手をのせて少し圧をかけます。患者さんの手指を少し広げるようにします。

僕は、死は新たな出発点だと思っている。だから、患者さんが逝くときには「またお会いしましょう」と心で語りかける。根拠なんてなくても、どこかでまた会えると思うと心がラクになるのだ。

不調の原因別ポーズ **高齢者の悩み**

Case110
終末期2
（寝たきりによる身体の痛み）

ベッドは真っ平らな構造が多いので長時間寝ていると腰が沈み込んで首や肩に負担がかかり、痛くなることがあります。タオルなどで少しだけ腰まわりを支え、身体の負担を減らすようなS字カーブをつくってみましょう。それだけで腰や背中がラクになります。

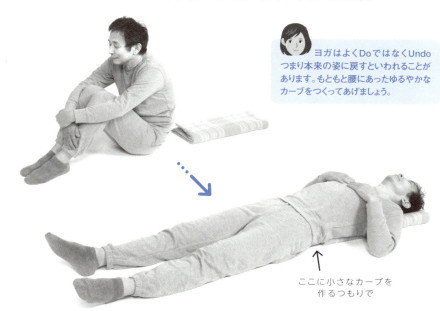

ヨガはよくDoではなくUndo つまり本来の姿に戻すといわれることがあります。もともと腰にあったゆるやかなカーブをつくってあげましょう。

ここに小さなカーブを作るつもりで

① 細長く折り畳んだバスタオルを床に置きます。
② 腰から頭にかけてその上にのせて、仰向けになります。骨盤はタオルの上にのらないように、床と腰の間の空間が埋まるよう調整します。

旅立つ人は、そのベッドで最後までヨガをやってほしいと思っている。死は敗北ではないし、長生きが勝利というわけでもない。限られた命を精一杯生きようとするとき、ヨガが役に立つことを願っている。

不調の原因別ポーズ **高齢者の悩み**

Case111
終末期3
（息が苦しい・姿勢がつらい）

仰向けになったとき、おでこよりも少し低い位置にあごがくると呼吸がしやすくなります。あごが突き出しても引き過ぎても、呼吸が苦しく感じます。あごがよい位置に収まると自然とリラックスして目を閉じてしまいますね。

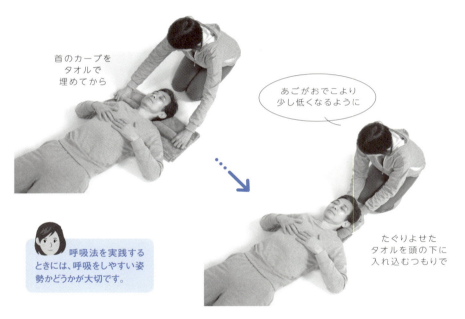

首のカーブを
タオルで
埋めてから

あごがおでこより
少し低くなるように

たぐりよせた
タオルを頭の下に
入れ込むつもりで

呼吸法を実践するときには、呼吸をしやすい姿勢かどうかが大切です。

①仰向けになり、肩から頭にかけて2つ折りにしたバスタオルを敷きます。肩側から頭側にかけてタオルをたぐり寄せるようにして、首と床の隙間をタオルで埋めます。
②後頭部が床から浮き、あごの位置がおでこよりも少し低くなるようにタオルを調整します。

息さえできればヨガはできる。そう言われて、僕はメディカルヨガの大ファンになった。必ず世の中の役に立つはずだと思ったのだ。誰もが精一杯生き抜いて、元気に旅立ちたいはずだから。

不調の原因別ポーズ　**がんの悩み**

Case112
現実を受け入れがたい気持ち

不安なとき、身体は内側へと固く縮こまってしまいます。閉じた身体を緩やかに開いて、少し休憩してみましょう。自分なりのポーズで休んでみましょう。ゆっくりと呼吸をしながら、少しウトウトして心と身体を休めましょう。

呼吸器 / 消化器 / 循環器 / 泌尿器 / 運動器 / 耳・鼻・眼 / 皮膚 / こころ / 子ども / 女性 / 高齢者 / がん / 重病 / 痛み / その他

不安でネガティブな気持ちに押しつぶされそうになることがあります。そんなときは身体を横たえて眠る時間をつくり、束の間でも不安から逃れられるようにしましょう。

胸が開くだけで呼吸が深くなるヨ

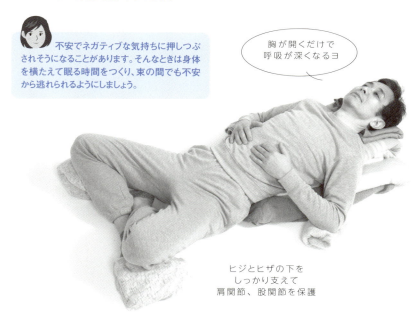

ヒジとヒザの下を
しっかり支えて
肩関節、股関節を保護

足裏を合わせて床に座ります。枕を3〜4個重ねて傾斜をつくり、もたれかかります。ヒザの下にはタオルなどを置いて、股関節が開きすぎないようにします。お腹に手を添え、あごを引いて目を閉じたら、ゆっくりと5〜20分呼吸します。そのままウトウトと眠ってもよいです。

毎年40万人近くの人が、がんで亡くなっている。ほぼ3人に1人という計算だ。心配になるのは仕方がないが、老化の過程だと捉えよう。そして今や、がんは不治の病ではない。まずは希望を持つこと。

不調の原因別ポーズ　がんの悩み

Case113
術後の不安・孤独１

「このつらさは誰にもわからない」という不安や孤独。そんなネガティブな気持ちに体調が影響を受けることがあります。患者さんの手をやさしく包み、「守られている」という安心な気持ちを伝えましょう。

呼吸器／消化器／循環器／泌尿器／運動器／耳・鼻・眼／皮膚／こころ／子ども／女性／高齢者／がん／重病／痛み／その他

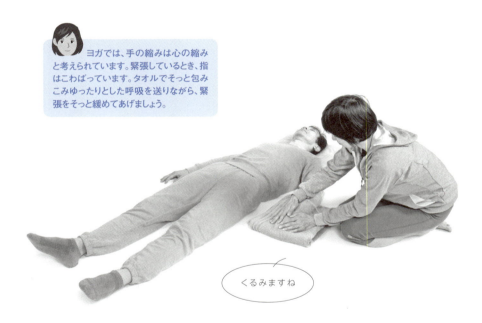

ヨガでは、手の縮みは心の縮みと考えられています。緊張しているとき、指はこわばっています。タオルでそっと包みこみゆったりとした呼吸を送りながら、緊張をそっと緩めてあげましょう。

（くるみますね）

患者さんは仰向けになり、手のひらを上に向けます。パートナーは、２つ折りにしたタオルで患者さんの手を包み、タオルの上からそっと手をのせます。患者さんの手指を少し広げるようにしてみましょう。

ヨガを実践するがんのサバイバーたちの集まりは、全国にたくさんある。術後の人たちが集まって一緒にヨガを楽しむのはすばらしいことだ。再発防止にも役立ってほしいと思う。

不調の原因別ポーズ　**がんの悩み**

Case114
術後の不安・孤独2

家族も患者さん同様に苦しんでいます。家族が互いに気を遣いすぎて、どのようにコミュニケーションしたらよいか、時にわからなくなります。患者さんの不安や孤独をやわらげるために、家族も一緒に、呼吸法などを実践してもらいましょう。

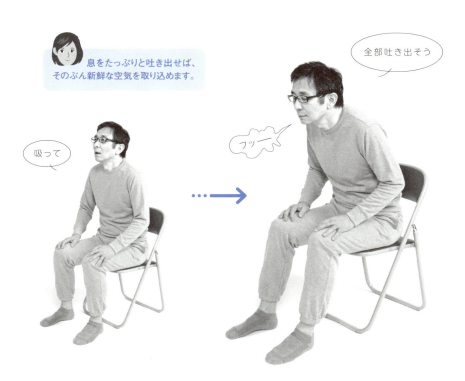

①イスに座るなどラクな姿勢で、鼻で息を吸います。
②吸った空気をすべて身体から絞り出すようなイメージで、息を吐き出します。5回繰り返し。

心身の調子を整えるうえで呼吸は重要だ。できるだけ大きくなめらかな呼吸ができるように、練習を続けていこう。ゆっくり息を吐くことが何より大切です。吐けば自然とたくさん吸えます。

不調の原因別ポーズ **がんの悩み**

Case115
術後安定期
(社会復帰を目指す)

スクワットで足の力を保つことは、社会復帰の大きな鍵となります。治療中は積極的な運動を続けない限り、足の筋力は落ちますので疲労感が残らない程度の脚力強化法をおすすめしましょう。足の筋力が、新たな一歩を踏み出すときの心強い助けとなってくれるでしょう。

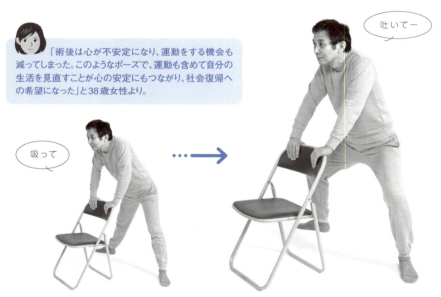

「術後は心が不安定になり、運動をする機会も減ってしまった。このようなポーズで、運動も含めて自分の生活を見直すことが心の安定にもつながり、社会復帰への希望になった」と38歳女性より。

吸って

吐いてー

①足を腰幅に開いて立ち、イスの背もたれに手をかけて姿勢を安定させます。背筋をまっすぐに伸ばして、できるだけ長くたっぷりと鼻から息を吸います。
②2秒かけて鼻から息を吐きながら、ヒザを曲げ腰の位置を下げてゆきます。その後、2秒かけてヒザを伸ばし元の姿勢に戻ります。5回繰り返し。

入院・手術・術後の治療などで身体は疲労しているはず。だから、ここからは筋肉を鍛える必要がある。筋肉を鍛えるとリンパ球が増え、がんを退治するうえで効果的に働く。特に重視したいのは有酸素運動だ。

不調の原因別ポーズ **がんの悩み**

Case116
経過観察期
（気持ちが落ち着かない）

経過観察期は、情報に振りまわされてさまざまな思いで情緒不安定になりやすいもの。気分を安定させたいときに効果的な呼吸法を知っておきましょう。

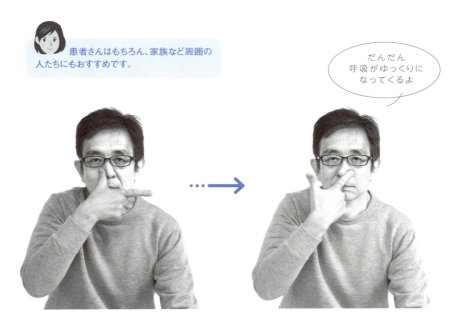

患者さんはもちろん、家族など周囲の人たちにもおすすめです。

だんだん呼吸がゆっくりになってくるよ

①右手の親指と人差し指を除いて指を握ります。右手親指で右の鼻をふさぎ、左の鼻からゆっくりと息を吸い込みます。
②吸い切ったら人差し指で左鼻をふさぎ、親指を離し右の鼻から息を吐きます。吐き切ったら右の鼻から息を吸い、親指で右鼻をふさいで左鼻から吐き出します。1〜2分繰り返し。

 片鼻呼吸は不思議に気持ちいい。不思議に新しい感覚を体感する。妙に気持ちが落ち着く。まず、やってみよう。疑う前にぜひトライ！

不調の原因別ポーズ　**がんの悩み**

Case117
治療の副作用による疲れ

仰向けで寝る姿勢では、背骨よりも低い位置に頭があると首が疲れます。横向きで寝る姿勢では、上側になっている足が下がりすぎていると骨盤が傾いて背骨が湾曲します。負担のない姿勢を保つだけで疲れを緩和できるものです。

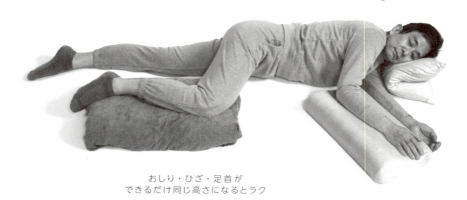

腕の下に枕などを置いて支えると、胸が圧迫されず適度に開きます。胸に卵を抱いているようなイメージで。丸めたタオルを脇の下に挟むのもゆとりを取り戻すうえでおすすめ。

一度覚えてしまえばいつでも休める

おしり・ひざ・足首ができるだけ同じ高さになるとラク

左肩を下にして横たわり、頭は枕にのせます。右ヒザを曲げてその下に枕を置きます。軽くあごを引いてそっと目を閉じ、自分の心臓を観察するイメージでしばらく休息します。心臓への意識を徐々に呼吸に向け、その後しばらく呼吸の状態を観察しましょう。

がんの治療において医学的な根拠があるのは、外科治療・放射線治療・化学療法だと言われている。まずはこうしたオーソドックスな治療を選択しよう。その後でいろいろな補完医療も試してみればいい。ヨガも大いに役に立つはずだ。

不調の原因別ポーズ　がんの悩み

Case118
乳がん1（リンパ浮腫のリスク軽減）

リンパ浮腫のリスクを軽減するには、ある程度の腕の筋肉を維持することが大切。リンパは、筋肉の収縮によって循環を促されます。このポーズは、腕の負担を減らしつつ、筋肉に適度な刺激を与えられます。

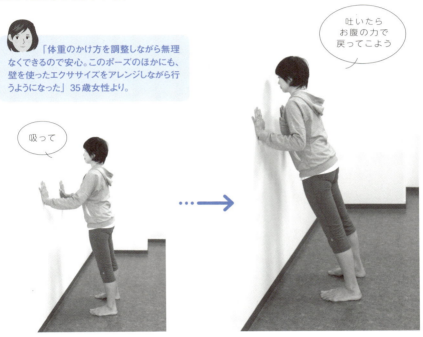

「体重のかけ方を調整しながら無理なくできるので安心。このポーズのほかにも、壁を使ったエクササイズをアレンジしながら行うようになった」35歳女性より。

吸って

吐いたらお腹の力で戻ってこよう

①壁から1歩分の間隔を空けて立ちます。手のひらを壁に当て、鼻から息を吸いながら背筋を伸ばします。
②息を吐きながらヒジを曲げ、壁に向かって身体を倒します。続いて、息を吸いながら元の姿勢に戻します。できるだけ、腕の力ではなくお腹の力を使って。3〜5回。

昔の手術では、患側上肢のリンパ浮腫が頻繁に起こっていた。現在ではずいぶんと減ったが、リンパ節の手術を行った場合などには時々起こる合併症だ。ヨガを通して浮腫のリスクを軽減しよう。

呼吸器｜消化器｜循環器｜泌尿器｜運動器｜耳・鼻・眼｜皮膚｜こころ｜子ども｜女性｜高齢者｜がん｜重病｜痛み｜その他

不調の原因別ポーズ **がんの悩み**

Case119
乳がん2（可動域アップのリハビリ）

肩の高さまでヒジを持ち上げるにも、筋力は必要です。自分の腕の重さを持ち上げる力ですね。腕を持ち上げられるようトレーニングしましょう。鍛えられてきたらヒジの間隔を離して行い、可動域アップを目指しましょう。

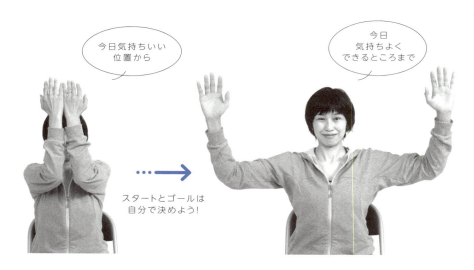

スタートは両ヒジがそろわなくてもOK。開いたとき180°開かなくてもOK、それがヨガの大らかさです。毎日、その日にできる範囲でやってみましょう。

今日気持ちいい位置から

今日気持ちよくできるところまで

スタートとゴールは自分で決めよう！

①イスに座り、両ヒジをそろえるように肩の高さまで持ち上げます。手指は天井に向けます。
②前腕を垂直に保ったまま、鼻から息を吸いながら腕を開き、ヒジの間隔を離していきます。続いて、息を吐きながら元の状態に戻します。5回繰り返し。

昔の乳がんの手術は、大胸筋を除去したうえに乳房を全摘することが多かった。しかし、現在はそこまで大幅な摘出をすることは少ない。とはいえ術後のリハビリは必要だから、ヨガを実践して可動域を取り戻すといいだろう。

不調の原因別ポーズ **がんの悩み**

Case120
乳がん3（リンパ浮腫のリスク軽減・可動域アップのリハビリ）

リラックスしながら腕の可動域アップとリンパ浮腫のリスク軽減をめざすポーズです。重力に抗う度合いを軽減すれば腕を上げていても疲れにくく、維持できる時間も長くなります。

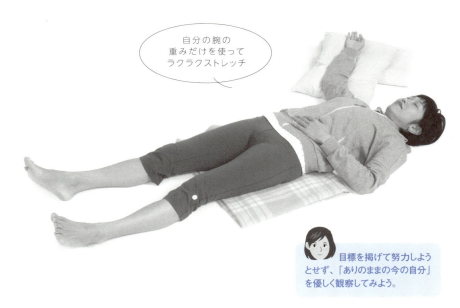

自分の腕の重みだけを使ってラクラクストレッチ

目標を掲げて努力しようとせず、「ありのままの今の自分」を優しく観察してみよう。

仰向けになり、片腕ずつ床の上をスライドさせるようにして頭の方向に伸ばしていきます。気持ちよく伸ばせるところまでスライドさせ、たたんだタオルで支え2〜3分キープ。腕が心臓よりも少し高くなるようにする。逆の腕も同様に。

 患肢の挙上はとてもいいことなので、ぜひ毎日行ってほしい。続けるうちに細いリンパ管は太くなり、数も増えてくるはず。鍛えていれば、リンパの流れは改善するのだ。ヨガを利用しよう。

不調の原因別ポーズ **がんの悩み**

Case121
乳がん4（猫背予防）

壁やイスを使えば、可動域の範囲内で腕を上げながら腰をストレッチでき、猫背を緩和できます。上体の重みを利用して、肩の可動域も少しずつ広がってゆきます。

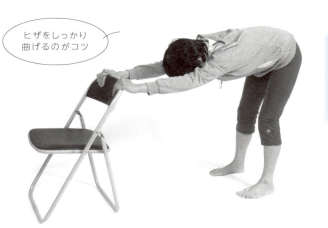

ヒザをしっかり曲げるのがコツ

乳がんに限ったことではありませんが、患部を無意識にかばってしまうことがあります。それが姿勢に影響することを少し知っているだけで、ずいぶん取り組み方が違ってきます。

腰幅よりもやや広めに足を開き、イスの背もたれを両手で持ちます。腰から手先にかけてが床と平行になるように足の位置を調整し、ヒザを曲げます。鼻から息を吐くと同時に、お尻を後ろに引いて上半身をストレッチ。息を吸いながら身体の力を抜き、3回。ゆっくりとイスに歩み寄ってから上体を起こします。

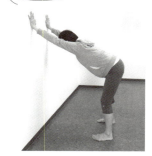

手は今日の自分がラクな高さへ

（アレンジポーズ）
イスの代わりに壁を使ってやってみましょう。

適切な運動は、術後の社会生活のためにも再発防止のためにも必要。ヨガにこだわらなくてもよいが、適切な運動の一つとしておすすめしたい。猫背の改善は大切ですよ！

不調の原因別ポーズ　重病のときの悩み

Case 122
気分の落ち込み 1

呼吸によって、気分が変わります。気分が変わると物事の受け止め方が変わってきます。よい気分でいられるように意識的に呼吸のコントロールをしてみましょう。

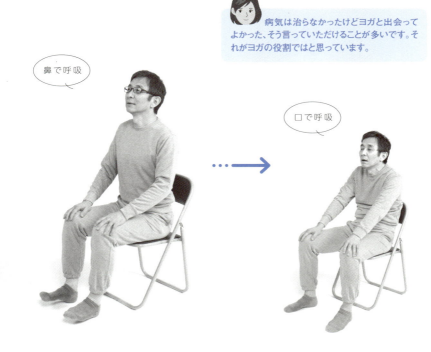

「病気は治らなかったけどヨガと出会ってよかった、そう言っていただけることが多いです。それがヨガの役割ではと思っています。」

鼻で呼吸　→　口で呼吸

①鼻だけで5回ほど呼吸。その後の心の落ち着き度合いを観察します。
②続いて、5回ほど口だけで呼吸。鼻呼吸のときとの違いを観察してみましょう。

難病で苦労している人はたくさんいる。「西洋医学的治療では治らない」といわれるとガッカリするだろう。そんなときにも希望を失わないために、ヨガをやってみよう。奇跡が起こることだってあるのだ。

呼吸器／消化器／循環器／泌尿器／運動器／耳・鼻・眼／皮膚／こころ／子ども／女性／高齢者／がん／重病／痛み／その他

不調の原因別ポーズ **重病のときの悩み**

Case123
気分の落ち込み2

身体を動かす機会がないと猫背になりやすくなります。身体的な要因だけではなく、心理的な要因で猫背になっていることもありますね。猫背でずれた肩の位置を少しリセットするだけでも、心身はずいぶんとラクになる。

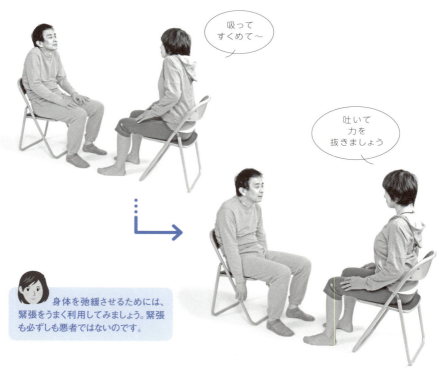

吸ってすくめて〜

吐いて力を抜きましょう

身体を弛緩させるためには、緊張をうまく利用してみましょう。緊張も必ずしも悪者ではないのです。

①向かい合ってイスに座り、鼻から息を吸いながら肩をすくめます。
②息を吐きながら肩をストンと落とします。5回繰り返し。

僕も猫背だったが、トライアスロンを始めてから少し解消した。しかも、身長が2cm高くなったのだ。このポーズも猫背には効果的だから試してみるといい。始める前に身長を測っておくとさらに楽しい。続けるうちに背筋が伸び、身長が高くなったのを実感できるから。

不調の原因別ポーズ　重病のときの悩み

Case 124
孤独感・絶望感

誰かに手を握ってもらうだけで「自分は1人ではない」と安心感を覚えて希望が少しみえてくるかもしれません。

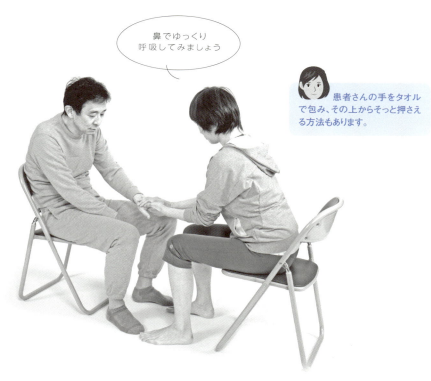

鼻でゆっくり呼吸してみましょう

患者さんの手をタオルで包み、その上からそっと押さえる方法もあります。

患者さんと向かい合ってイスに座ります。パートナーは患者さんの片手を両手で包みこむように握ります。パートナーは、手を通じて患者さんに穏やかな気持ちを送り届けるイメージでゆっくりと鼻で呼吸します。2～3分ほど。

重病の人にとって大切なのは希望。希望を捨てるとおしまいだ。西洋医の中には、現代西洋医学的治療に限界がみえると「今の医学では治らない」と言い放つ人もいる。しかしそんなときにこそ、ヨガなどのあらゆる知恵を頼りにして希望を持っていたいものだ。

不調の原因別ポーズ **重病のときの悩み**

Case125
疾病による運動性の低下

「伸ばす・上げる・ねじる」といった動きを同時にすれば怪我をするかもしれません。動きを分割し、段階的にていねいに行うことを心掛けましょう。

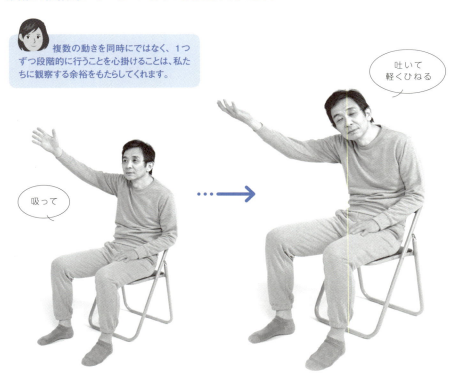

複数の動きを同時にではなく、1つずつ段階的に行うことを心掛けることは、私たちに観察する余裕をもたらしてくれます。

吸って

吐いて
軽くひねる

①イスに座り、片腕を持ち上げてから伸ばします。
②伸ばした腕を左右にねじります。「上げる・伸ばす・ねじる」の動作を1つずつ順に行いながら、その動きに意識を向けます。逆の腕も同様に。

これだけ医学が進歩していても、原因もわからぬままに運動機能が低下することがある。西洋医学が無力となるそんなときに、ヨガなどの知恵を拝借するのは悪くない作戦。

不調の原因別ポーズ　**重病のときの悩み**

Case126
疾病による運動器の衰弱

体力がないときには、ランニングなどの運動はできません。できる範囲で下半身の衰えに歯止めをかけていれば、生活に違いが出ます。太もも・脇腹・腹筋など、このポーズではいろいろな筋肉を使うのでぜひ挑戦してみましょう。

呼吸器／消化器／循環器／泌尿器／運動器／耳・鼻・眼／皮膚／こころ／子ども／女性／高齢者／がん／**重病**／痛み／その他

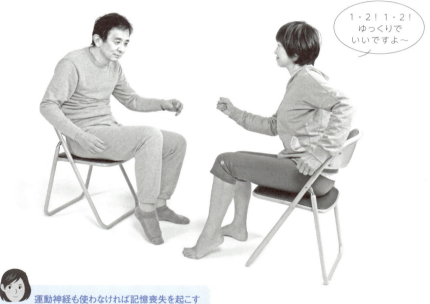

1・2！1・2！ゆっくりでいいですよ〜

運動神経も使わなければ記憶喪失を起こすといわれます。生活の中での動きを少しでも覚えていられるように、身体を動かして維持しましょう。

向かい合ってイスに座りイスの上でお尻歩きをします。右腕を前に振り出すと同時に、重心を右のお尻に。続いて、左腕を振り出すと同時に左のお尻に重心をのせます。1〜2分。

どんな病気になったとしても、筋肉量を保てるよう努力しよう。過度に鍛える必要はないが、落ちてしまった筋肉は早急に補っておきたい。筋肉量は健康の指標なのだから。

不調の原因別ポーズ **痛みをやわらげるために**

Case127
お腹の痛み

お腹が痛いとき、うずくまった体勢になりがち。胸が内側に閉じてしまうと呼吸が浅くなってしまいます。お腹の下に枕を置いて寝そべれば、胸に少し空間ができて呼吸がラクに。痛みもやわらいでいく。

呼吸器／消化器／循環器／泌尿器／運動器／耳・鼻・眼／皮膚／こころ／子ども／女性／高齢者／がん／重病／痛み／その他

> 枕によって腹部が圧迫されると、息が吐き出しやすくなります。痛みを逃すようなイメージで、大きく深く息を吐きましょう。

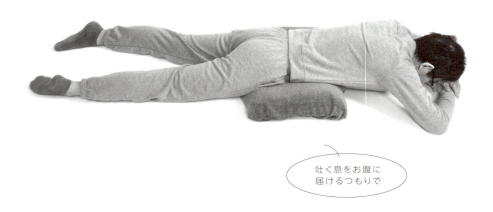

> 吐く息をお腹に届けるつもりで

お腹の下に枕を置いてうつ伏せになり、おでこを手枕にのせます。顔は横に向けてもOK。腰をゆっくりと大きく左右にゆすり、その揺れを身体全体に波及させるように全身の力を抜きましょう。2～3分ほど。

> 痛みは祈りによってラクになる。これは事実。楽になると信じてやったことには効果があるのだ。臨床研究もたくさんある。ヨガを信じてやってみよう。きっと痛みがラクになる。

不調の原因別ポーズ　痛みをやわらげるために

Case128
頭の痛み

額周辺の緊張が頭痛を引き起こす場合もあります。緊張した部分を意識的に弛緩させようと思っても難しい。コツは、ギュッと圧迫してから緩めること。これだけでも、鎮痛薬、頭痛薬を減らせるかもしれない。

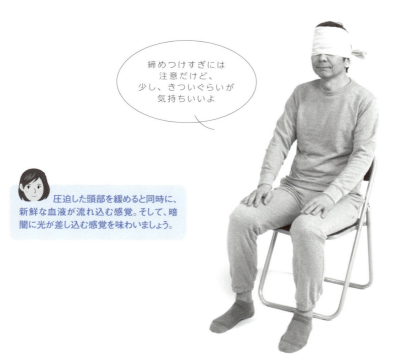

締めつけすぎには注意だけど、少し、きついぐらいが気持ちいいよ

圧迫した頭部を緩めると同時に、新鮮な血液が流れ込む感覚。そして、暗闇に光が差し込む感覚を味わいましょう。

イスに座り、スカーフや手ぬぐいなどで頭全体を巻く。耳と目が隠れ、鼻にはかからないようにして、軽い圧迫を感じるぐらいの強さで縛ります。あごを軽く引き、ゆっくりと鼻で呼吸。2分たったら結び目を解き、ゆっくりと目を開けて頭の解放感を味わいます。

> 緊張性頭痛や片頭痛、群発頭痛など、頭痛にはいろいろな種類がある。まずは西洋医学的な診断治療を受けて、その後でヨガを行い効果を補おう。特に緊張性頭痛の場合、このヨガが効果的だ。

呼吸器 / 消化器 / 循環器 / 泌尿器 / 運動器 / 耳・鼻・眼 / 皮膚 / こころ / 子ども / 女性 / 高齢者 / がん / 重病 / 痛み / その他

不調の原因別ポーズ **痛みをやわらげるために**

Case129
胸の痛み

痛みを感じている胸に触れて意識を向け、その痛みをやさしく抱きしめるようなつもりでゆっくりと呼吸を調えましょう。軽くあごを引き、日本古来の仏像のような姿勢を保って気持ちを穏やかに。

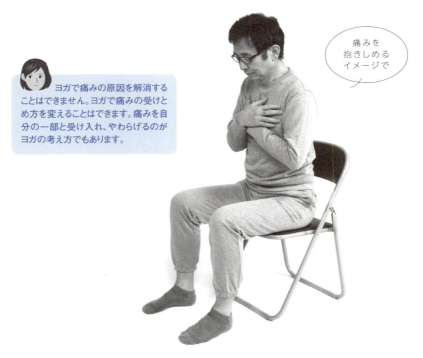

> ヨガで痛みの原因を解消することはできません。ヨガで痛みの受けとめ方を変えることはできます。痛みを自分の一部と受け入れ、やわらげるのがヨガの考え方でもあります。

痛みを抱きしめるイメージで

イスに座り、両手を胸の前で重ねて軽くあごを引きます。まぶたを軽く閉じ、自分の心臓を観察するイメージで。その後、呼吸をゆっくりにしていき、同時に気持ちが穏やかになっていく様子を観察します。2〜3分。

胸が痛むなら、まずは西洋医学的検査を。そのうえで問題がなければヨガの出番。西洋医学的に問題がない痛みであれば、ヨガで改善できるかもしれない。痛みに敵意を抱くと悪循環になる。その流れを断ち切ろう。

不調の原因別ポーズ　痛みをやわらげるために

Case130
生理痛

痛いところがあると身体を丸めたくなります。自然に身体を丸めてみると息を吐きやすくなります。また、鼠径部を圧迫してから緩めると、開放感を感じられます。

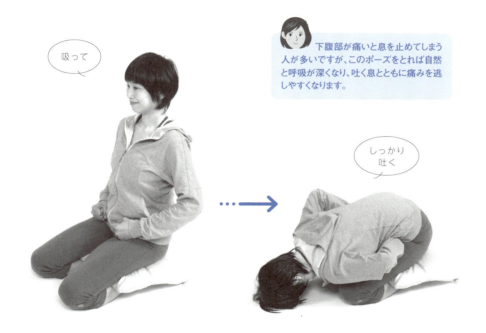

下腹部が痛いと息を止めてしまう人が多いですが、このポーズをとれば自然と呼吸が深くなり、吐く息とともに痛みを逃しやすくなります。

① 正座になり、お尻の下とかかとの間に枕を挟みます。ヒザは開いてもOK。両手の握りこぶしを足の付け根に置き、鼻から息を吸います。
② 息を吐きながら、上半身をゆっくりと前に倒します。倒した姿勢のまま3〜5秒ほど鼻で呼吸し、ゆっくりと元の姿勢に戻します。3回。

このポーズによって鼠径部の血流がよくなったからといって、生理痛が治るとは思えない。僕は医者なので、理由を述べるには整合性が必要。だからこのポーズが効く理由は不明だが、試した人がラクになると言っているならそれでいい。

不調の原因別ポーズ **痛みをやわらげるために**

Case131
肩こりの痛み

腕の前面の筋肉が縮むと、肩甲骨の動きが悪くなり肩こりに。腕へのヨガで肩こりを緩和しましょう。呼吸も浅くなりやすいので、ゆったりと意識して。

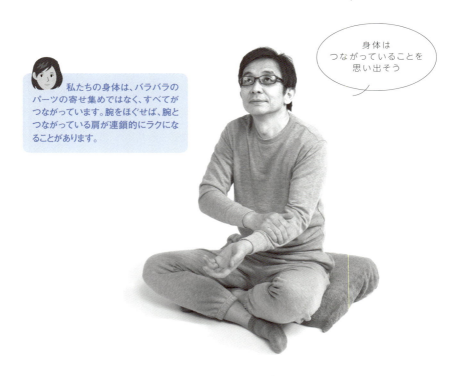

私たちの身体は、バラバラのパーツの寄せ集めではなく、すべてがつながっています。腕をほぐせば、腕とつながっている肩が連鎖的にラクになることがあります。

身体はつながっていることを思い出そう

ラクな姿勢で座り、両腕を揉みほぐしましょう。手のひらから脇にかけて、圧迫したりつまんだりして、ゆっくりとほぐします。

痛みの箇所に生理食塩水を注入するという緩和法があり、肩こりによる痛みにも効果的だ。こうしたヨガのポーズも肩こりに有効だから、合わせて実践すればさらに効力が増すだろう。

不調の原因別ポーズ **痛みをやわらげるために**

Case132
筋肉の痛み全般

痛いところを無理に動かして治すのではありません。痛くないところを元気に動かせる状態を目指しましょう。身体は全体のバランスで機能しています。痛くないところがスムーズに動くようになれば、血のめぐりも少しよくなりますね。

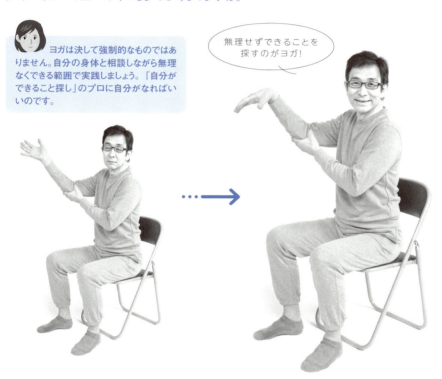

> ヨガは決して強制的なものではありません。自分の身体と相談しながら無理なくできる範囲で実践しましょう。「自分ができること探し」のプロに自分がなればいいのです。

> 無理せずできることを探すのがヨガ！

呼吸器／消化器／循環器／泌尿器／運動器／耳・鼻・眼／皮膚／こころ／子ども／女性／高齢者／がん／重病／痛み／その他

①自分の身体の様子を観察し、痛みのないところを探してその部分を動かしてみましょう。
②例えば痛くない手首を曲げたり伸ばしたりするようにしましょう。

適切な運動により、日ごろ使っていない筋肉を使用すると翌日には痛みがある。適度な痛みを味わうのはいいことだが、不快なレベルの痛みがあればヨガで対処するのもいい。思いのほか軽くなるものなのだ。

不調の原因別ポーズ **痛みをやわらげるために**

Case133
その他の痛み全般

「痛みをなんとかしたい」と考えるとき、痛みを拒絶し、追いやってしまいたいという気持ちが働いています。痛みを受け入れる気持ちに切り替えたら、感じ方が変化するかもしれません。

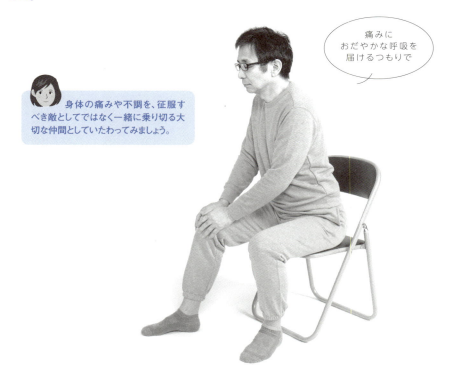

> 身体の痛みや不調を、征服すべき敵としてではなく一緒に乗り切る大切な仲間としていたわってみましょう。

> 痛みに
> おだやかな呼吸を
> 届けるつもりで

痛みのあるところをそっと包みこむように手を当てます。手のひらを通じて痛みの箇所に呼吸を送り込むようなイメージでゆっくり鼻で呼吸します。1分間。

痛みは本人にしかわからない。誰とも比べようがない。それはつまり、どうすれば治るかという答えは本人しか知り得ないということ。僕たち医者は、同じような訴えを持つ人がどうすれば治ったかという経験値を蓄積しているというだけのことだ。だから医者に頼るだけでなく、自身でトライを続けていこう。

不調の原因別ポーズ　その他の悩み

Case 134
運動不足1

運動不足で不調の人は、総じて筋肉が弱っていることが多いですね。筋力が低下しているとき、立ち上がって運動をするのは困難なもの。寝たままで気軽に筋力を強化できるポーズをおすすめします。

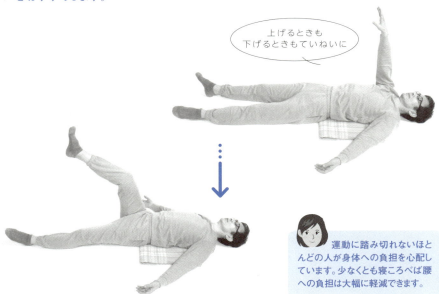

上げるときも下げるときもていねいに

運動に踏み切れないほとんどの人が身体への負担を心配しています。少なくとも寝ころべば腰への負担は大幅に軽減できます。

① 腰の下にバスタオルを敷いて仰向けになります。鼻から息を吐きながら、天井に向かって片腕をゆっくりと上げます。指先が天井を向いたところでキープ。鼻で3呼吸。息を吐きながら腕を戻し、逆の腕も同様に。
② 鼻から息を吐きながら、天井に向かって片足をゆっくりと持ち上げます。ヒザは曲げてOK。太ももと床が垂直になったらそのままキープ。鼻で3呼吸。息を吐きながら足を戻し、逆の足も同様に。

寝ころんだままでも運動はできる。筋肉は鍛えられる。だから、できることから少しずつ始めよう。このポーズであれば病気でも挑戦できるだろう。もちろん、病床で行ってもOKだ。自分にできる範囲で始めてみること。まずはそれが大切。

不調の原因別ポーズ **その他の悩み**

Case135
運動不足2

筋肉量が少なくなると、血液を循環させるためのポンプ機能が弱まり、血流が滞りがちになります。スクワットで腰を上下動させ下半身全体の筋肉を収縮させると、全身の血流を促進します。息を吐くと同時に腰をしずめるようにして、テンポよくやってみましょう。

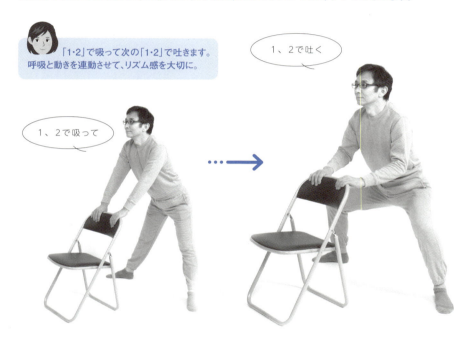

「1・2」で吸って次の「1・2」で吐きます。呼吸と動きを連動させて、リズム感を大切に。

1、2で吸って

1、2で吐く

①足を腰幅に開いて立ち、イスの背もたれに手をかけて姿勢を安定させます。背筋をまっすぐに伸ばした状態で、できるだけ長くたっぷりと鼻から息を吸います。
②2秒かけて鼻から息を吐きながら、ヒザを曲げ腰の位置を下げていく。その後、2秒かけてヒザを伸ばし元の姿勢に戻る。疲れる少し手前でやめましょう。

現代生活では、腰を上下させる機会が激減してしまった。たとえば、トイレ。昔は和式トイレだったから、腰を下ろしたり持ち上げたりする基本動作が必須だった。洋式トイレが主流となった今、腰のエクササイズの機会はすっかり減ってしまった。和式トイレ、なんとなく懐かしい。

不調の原因別ポーズ **その他の悩み**

Case 136
運動不足3

代謝を上げるために、有酸素運動がおすすめです。身体の動きは呼吸に影響します。身体を折りたためば、自然としっかりと息を吐き出せる。身体を「ふいご」のように使って呼吸を深めましょう。バンザイをすると空気がたくさん入ります。胸を張ると気持ちも前向きになります。

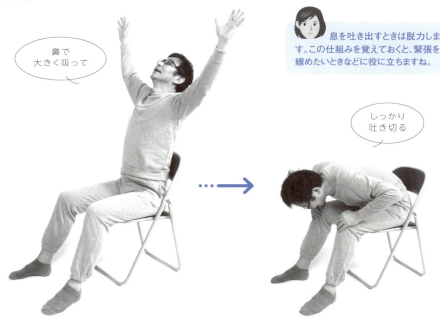

①イスに深く座り、足は腰幅に開きます。鼻から息を吸いながら両手を上げ、胸を大きく開きます。
②上げた手をヒザにのせ、鼻から息を大きく吐き出しながら、上体を大きく前に倒します。股関節から上体を折りたたむようにするのがポイント。息を吐ききったら頭を下げたまま2〜3秒脱力し、ゆっくりと身体を戻します。3回。

運動を始めるなら、ともかく有酸素運動がいい。ヨガはもちろん、散歩やラジオ体操、太極拳など、息を止めずに行うものが体にいいのだ。「いつ吸うか」「いつ吐くか」といった呼吸のタイミングは、続けるうちに自然とつかめるはず。

不調の原因別ポーズ **その他の悩み**

Case 137
足腰の弱り

足腰の筋肉が落ちてきたり、バランスをとる力が衰えてきたりすると外出が億劫になってきます。身体を大きく広げて元気が出るポーズをおすすめします。片足でバランスをとろうとしているうちに力が湧いてきますよ。

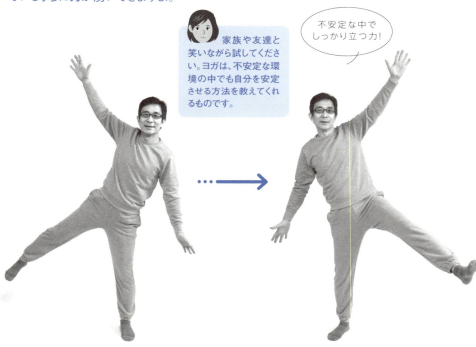

家族や友達と笑いながら試してください。ヨガは、不安定な環境の中でも自分を安定させる方法を教えてくれるものです。

不安定な中でしっかり立つ力!

①腰幅の倍くらいに両足を開き、両腕は肩の高さで伸ばします。手のひらは正面を向けておきます。両手両足を伸ばしたまま、息を吸いながら左足に重心を預け、右足を宙に浮かせます。
②息を吐きながら右足に重心を預け、左足を宙に浮かせます。肩に力が入らないよう注意しながら、15回。

片足立ちは、簡単そうに見えて難しい。日常生活で片足立ちすることなんて、ほとんどないのだから。いま一度、片足立ちの難しさを体感してみよう。たとえフラフラしても、逆足で補正すればいいのだ。

不調の原因別ポーズ **その他の悩み**

Case138
貧血・顔色の悪さ

頭から仙骨にかけ滑らかに動かすイメージで、背骨の動きをよくしましょう。

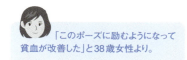
「このポーズに励むようになって貧血が改善した」と38歳女性より。

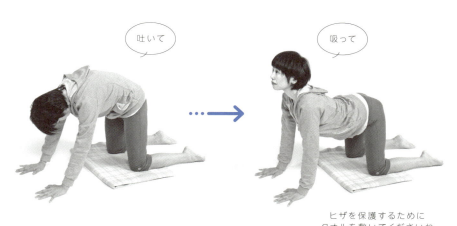
ヒザを保護するためにタオルを敷いてくださいね

①ヒザの下にタオルを敷いて四つん這いになります。鼻から息を吐きながら背中を丸め、ヘソをのぞき込むようにします。
②息を吸いながら背中を軽く反らせ、ヘソを床に近づけます。首を反らしすぎないよう注意。背骨の動きがしなやかになる様子をイメージして、8回。慣れてきたら、腰骨の動きに背骨の動きがついてくるのを意識してみよう。

医者の僕には、ヨガによって貧血がよくなるとは思えない。でも、もしかするとこのポーズは、輸血や鉄剤がない昔に貧血の人が頼りにしていたものかもしれない。そう考えると、試してみるのも悪くないだろう。

不調の原因別ポーズ **その他の悩み**

Case139
冷え症

胸が閉じて股関節が固くなった状態では、全身の血流が滞りがち。呼吸を深め胸と股関節を開いて、血のめぐりがよく温かい身体を目指そう。

> 「お腹を包み込んだ瞬間、身体がフワッと温かくなってウトウトと眠ってしまいました。起きた後も心地よい安心感が続き、身体の温かさが続きました」と、冷えに悩む45歳女性より。

> 胸が開いて
> お腹が緩む感じ

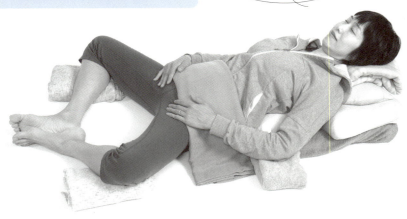

ヒザの下を
しっかり支えます

足裏を合わせて床に座り、枕を3〜4個重ねて傾斜を作ったところにもたれかかります。ヒザの下には丸めたタオルや枕などを置き、股関節の伸ばしすぎを防ぎます。お腹にタオルをのせて手を添え、あごを引いて目を閉じたら、ゆっくりと5〜20分呼吸します。

冷え症には体温などの基準はなく「本人が冷えを感じて困っている状態」が条件となる。だから、冷え症かどうかは本人にしかわからないが、訴えるのは概して筋肉の少ない人だ。対策としては、筋肉を気長に増強するのもいいだろう。

呼吸器 / 消化器 / 循環器 / 泌尿器 / 運動器 / 耳鼻眼 / 皮膚 / こころ / 子ども / 女性 / 高齢者 / がん / 重病 / 痛み / その他

不調の原因別ポーズ **その他の悩み**

Case140
肩こり

首の前面と腕を揉みほぐしてみましょう。首の前面が縮んでいると頭が前のめりになりがちです。腕が凝り固まっていると肩甲骨が前方に引っ張られます。

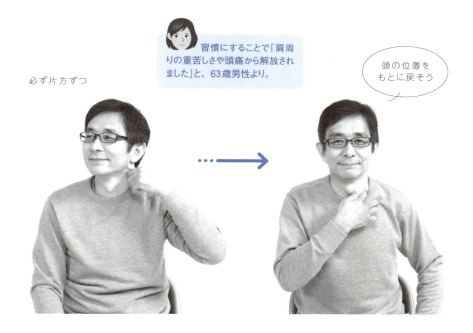

必ず片方ずつ

習慣にすることで「肩周りの重苦しさや頭痛から解放されました」と、63歳男性より。

頭の位置をもとに戻そう

①ラクな姿勢で座ります。ゆっくりと鼻で深呼吸を1回し、顔の緊張を緩めます。顔を横に向けると耳の下から鎖骨にかけて胸鎖乳突筋が浮き出ます。これを親指と人差し指で挟んで優しくもみほぐします。
②続いて、鎖骨を指の腹で軽くさすってほぐします。力を入れすぎないように注意しながら5秒。逆側も同様に。

 筋膜に生理食塩水を注射するという肩こりの治療法がある。超音波で筋膜の状態を確認しながら注射をしていくと、その後数日ほど肩の可動域が広がるのだ。ヨガと合わせてこうした治療を行えば、相乗効果を期待できるかもしれない。

不調の原因別ポーズ その他の悩み

Case141
パソコン疲れ

テクノストレスを抱える人の多くは猫背で仕事をしています。特に、腕の付け根を意識してほぐしましょう。背中を反らしたりして刺激を与えてみましょう。

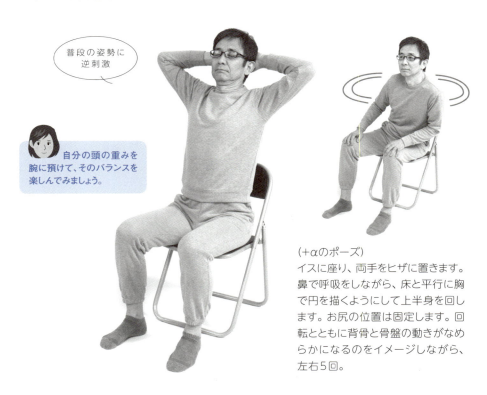

普段の姿勢に逆刺激

自分の頭の重みを腕に預けて、そのバランスを楽しんでみましょう。

（＋αのポーズ）
イスに座り、両手をヒザに置きます。鼻で呼吸をしながら、床と平行に胸で円を描くようにして上半身を回します。お尻の位置は固定します。回転とともに背骨と骨盤の動きがなめらかになるのをイメージしながら、左右5回。

イスに座り、頭の後ろで手を組みます。息を吸った後、ゆっくりと吐きながら頭の重みを両手に預けます。肩甲骨がじんわりと緩んでいくのをイメージしながら、3回。

鏡に映った自分の背中を見て、自分の猫背を思い知ることがある。猫背を改善するには、このポーズは効果的だと思う。姿勢がよくなるだけでなく、気持ちもよくなるところもいい。

実践・メディカルヨガ

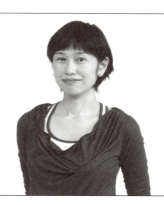

たくさんの医療機関で、
それぞれのやり方で
導入が始まっています。
そのうちのいくつかを
ご紹介します。

岡部朋子先生による
公益財団法人愛世会愛誠病院（東京都）でのプログラム

　東京・板橋区の公益財団法人愛世会愛誠病院でヨガレッスンを始めたところ、医療スタッフの方の口コミで「患者さんにも、ヨガをお薦めしてみましょう」とのご提案をいただき、精神科の急性期病棟やデイサービス、リハビリ室などの患者さんとヨガがスタートしました。

　最初は、入院病棟の談話室で20人ほどの患者さんに集まっていただき、指導者のほかに、アシスタント2人と病棟の職員の方々で、15分間のレッスンから始めました。難しい動きや専門の言葉は一切ありません。呼吸に合わせて腕を上げ下げしたり、声を出しながら大きく息を吐き出したりと、患者さんの状態に合わせてできるヨガを、和やかな雰囲気で行いました。現在は、急性期女性入院病棟、作業療法、デイケアなどで15分～1時間のクラスが行われています。また、ご家族向けのイベントも行われています。

　このメディカルヨガは、ボランティアのインストラクターに引き継がれ、「閉鎖病棟に癒しの時間をもたらした」と雑誌などで紹介されました。さらにこの動きは次第に各地のヨガの指導者に広まり、病院への提案につながっていきました。

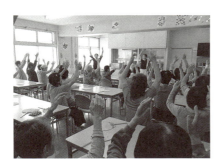

　まずはヨガの指導者が、医療従事者の方々に向けてヨガを提案し、ヨガの良さを体感した医療従事者の方々が、患者さんへヨガをお薦めするというように。こうして、日本各地で多くの患者さんにヨガが届けられ始めました。

●公益財団法人愛世会愛誠病院　ヨガプログラム
愛誠病院医事課　鹿野　兼司
〒173-8588　東京都板橋区加賀1-3-1
Tel：03-3961-5351

実践・メディカルヨガ

紺野真理子先生による社会医療法人智徳会
未来の風せいわ病院（岩手県）でのプログラム

　2012年から精神障がいの方の生活支援の一環として、生活訓練施設でヨガプログラムを開始、また、2014年からは、精神科病院デイケアにてリハビリテーションを目的にしたヨガプログラムをスタートしました。福祉施設では15名、精神科病院では5名から10名のご利用者様（イスを使ったレッスンの場合は5人程度）が集まり、定期的にヨガを行っています。

　ポーズは、手を挙げたり脇を伸ばしたりといったシンプルなものが中心で、毎回違ったポーズを行うのではなく、繰り返し同じようなポーズを行うことで覚えていただける内容になっています。「身体の動き」だけではなく「その時の感覚」に意識を向けられるようになります。

　感覚に意識が向くと、自分の心身にもたらされている「回復感」に気づくことができるようになります。こうした実感の積み重ねが、患者さんにとっての大きな収穫になるのではないかと考えています。

　患者さんからは「マッサージされたみたいに気持ちよかった」「疲れがとれたような気がする」など、さまざまなフィードバックがあります

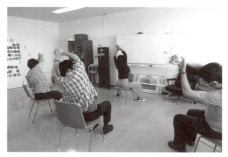
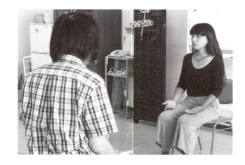

●社会医療法人智徳会　未来の風せいわ病院
デイケアいなほ　ヘルスプロモーション
IWATE YOGA for medical　紺野真理子
〒020-0401　岩手県盛岡市手城森9-70-1
Tel : 019-692-3707

実践・メディカルヨガ

田中直子先生による医療法人社団楽優会
札幌なかまの杜精神科デイケアでのリストラティヴヨガ

　なかまの杜クリニック精神科デイケアでは定期的に開催されているヨガクラスとは別に、「いつもと違う深いリラックスの時間を」ということでリストラティヴヨガの依頼を受けました。

　身につけている眼鏡や腕時計も外していただき、静かなヨガの時間の中では、自然と自分の呼吸に意識が向くのが早まります。緩やかに胸を開き、掌をお腹にあて自分の呼吸を感じる。ただ、それだけで呼吸が深くなっていきます。

　ヨガ用の道具を使い身体の緊張を解いていくリストラティヴヨガでは、いつも忙しく動き回る頭の中も休ませていきます。じっとしていることが苦手な方もいますが、まずはやってみようと参加したこと、その場にいることに意味があるのだと思います。

　道具のセッティングやポーズについてガイドはしますが、本当の心地よさは自分にしかわからないものです。

　"他の人と同じにしなくては"ではなく、少し長いホールドの時間もそこに居続けられる場所、つまり"居心地のよい体勢"が一つでも見つけられればいいのだと考えています。

　終了後には「すっきりした」「気持ちよかった」など感想をくださる方や、顔色がよくなり、背筋をスッと伸ばしてお帰りになる方もいました。

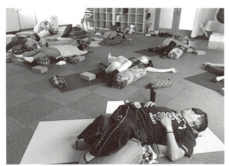

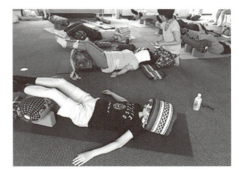

●医療法人社団楽優会　札幌なかまの杜クリニック
メディカルサポートヨガ™ 北海道 minamina 田中直子
〒064-0822 札幌市中央区北2条西20丁目1-28
報恩ビル2F
Tel：011-688-5753

実践・メディカルヨガ

吉澤真弓先生による医療法人風のすずらん会
江別すずらん病院（北海道）でのプログラム

　医療法人風のすずらん会江別すずらん病院の精神科デイケアと精神科入院病棟では、月2回ヨガを行っています。
　デイケアではマットを使い小さな動きからダイナミックな動きまで、時には「キツイ！」という声を挙げながら汗をかいたり、もどかしさを感じながらも繰り返しチャレンジをするなどワイワイと楽しみながらヨガをしています。ポーズの完成度よりも、呼吸や身体の動きに意識を向けていくアプローチを大切にしています。
　入院病棟では慢性期の方を対象に、作業療法士、看護師の方にもフォローをしていただきながらイスでヨガを行っています。定期的に運動プログラムを行っているということもあり、この時間はヨガだからできることとして、「呼吸」と「姿勢」に焦点を絞っています。呼吸が深まっている反応で途中からあくびが出たり、とても和やかな雰囲気です。
　デイケア・入院病棟のどちらもみなさん自主的に、積極的に取り組まれています。

★医療法人風のすずらん会江別すずらん病院作業療法士　廣川千晶さんからのコメント
　現在、長期入院している方を対象にヨガを実施しています。毎回患者様の様子に合わせて内容を変更するなど、臨機応変に対応しております。そのため、患者様、スタッフ共に飽きる様子もなく、1時間しっかりと集中して参加できており、「いいね」等の声を多く聞きます。実施後にはリラクゼーション効果が出ている方もいらっしゃるようですので、今後も継続していきたいと考えております。

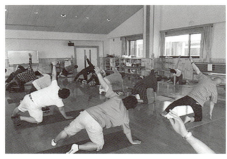 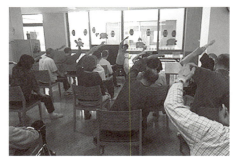

●医療法人風のすずらん会江別すずらん病院　精神科デイケア
メディカルサポートヨガ™　北海道 minamina 吉澤真弓
〒067-0064 江別市上江別442-15　Tel：011-384-2100

実践・メディカルヨガ

清水八恵先生による札幌医科大学附属病院・がん相談サロン（北海道）でのプログラム

　札幌医科大学附属病院・がん相談サロンにて月に1回「ヨガ教室と茶話会」を行っています。治療を終えた方から、通院中の方、入院中の方まで幅広くご参加いただけるようイスに座ったまま安心して行えるチェアヨガと呼吸法を行い、茶話会では気持ちを分かち合っています。

　心身の緊張を緩め、内側のスペースを広げ、呼吸に意識を向けることに難しいヨガのポーズは必要なく、「呼吸に気付く」「歌うヨガ」「眠りのヨガ」「発声体操」など、毎月テーマを設定し、患者さんが少しの間でも病気や治療から心を離し、穏やかで自分に優しい時間を持てるような空間を心掛けています。

　ペアワーク（手で背中をさする）も患者さんたちに好評で、みなさん笑顔になり、その後の茶話会に向けて大変良い雰囲気につながります。

　このクラスがスタートして2年半以上経ちますが、退院後、少しずつ体力を回復していきたい方、「がん友」との交流で力がわく方、静かに自己と向き合う時間に幸せを見いだしている方など、このヨガクラスに対しての目的や感じ方は、人それぞれで、そこに、ヨガ講師、病院の臨床心理士、看護師さんが寄り添う形でサポートしています。

★札幌医科大学附属病院 臨床心理士 米田舞さんからのコメント
　ふだんなかなか意識することが難しい呼吸を取り入れることで、気持ちが静かにそして穏やかになって、笑顔で帰られる患者さんが多く、勇気や希望、穏やかさなどポジティブな気持ちを、ヨガを通して感じている方が多い印象です。

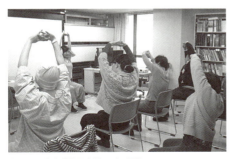
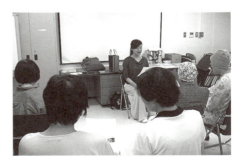

●札幌医科大学附属病院　がん相談サロン
メディカルサポートヨガ™ 北海道 minamina　清水八恵
〒060-8556 札幌市中央区南1条西17丁目　Tel：011-611-2111

実践・メディカルヨガ

清水八恵先生による
函館中央病院・がん相談支援センター（北海道）でのプログラム

　函館中央病院・がん相談支援センターでは月に1回「ヨガとお話会」を行っています。
　道南の病院で初めてがん患者さん向けのヨガを定期開催するとのことで、「治療を終えて数年経つがリンパ浮腫などの後遺症が心配な方」や「不安な心を同じ病気の仲間と共有したい方」など、病状や環境、参加のきっかけなどもさまざまな方にご参加いただいています。
　また、医療ソーシャルワーカーや緩和ケア認定看護師の方なども一緒に参加するため、患者さんにも安心感をもっていただいております。また、患者会など、患者さん同士のつながりも広がっています。
　大切なのは、「呼吸と笑顔」。これらをキーワードに、がん相談支援センターのスタッフと一丸となって取り組んでいます。

★函館中央病院　医療ソーシャルワーカー　小口修さん&岡田吉広さんからのコメント
　病院で治療以外の患者サポートプログラムを、ヨガという形で提供させていただいていることをとても嬉しく思っています。八恵先生のヨガクラスに参加された方が、少しでも心穏やかに、治療に向き合えるよう願っています。

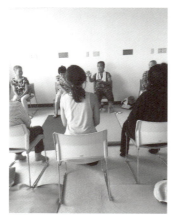 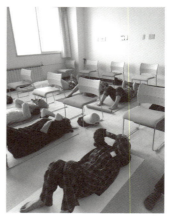

●函館中央病院・がん相談支援センター
メディカルサポートヨガ™ 北海道 minamina　清水八恵
〒040-8585 函館市本町33-2
Tel：0138-52-1231

実践・メディカルヨガ

田中直子先生による医療法人風のすずらん会
北広島メンタルクリニック精神科デイケアでのヨガ

　平成28年の9月にオープンしたクリニックです。デイケア参加自体、初めての患者さんもいらっしゃいます。まだ場に不慣れでもあることから、靴や靴下を脱いでもよいかなどご本人の意思を確認しながら、何をするか一つひとつていねいに説明することを心掛けています。スタッフも一緒にみんなでゆっくりと行っていきます。

　ボールを胸の下に当たるようにおいて仰向けになります。呼吸の広がりを感じたり、腕をゆっくり上げ下げしたり。これだけで「身体があたたかくなってきた」という方もいました。ボールをお尻の下に移動して、骨盤の前後傾、ブリッジなどを自分のできる範囲で数回繰り返します。そのまま膝を胸の前で抱えると意外にお腹を使うことも感じています。運動に慣れた人なら簡単にできるものばかりですが、ボールを用いて少し不安定な体勢での動きがとても難しく感じる方もいます。だからこそ自分の身体をより感じられるのだと思います。

　膝を抱えたまま下腹部に軽く圧を感じてスーハー呼吸。自分の呼吸のペースやリズムが取れてくると、身体（体幹）の安定が明らかに変わっていきます。

　「力を抜いて」や「リラックスして」はできるだけ言わないようにしています。また患者さんの身体にも必要以上に触れないように気を付けながら、皆さんの様子に目を配ります。呼吸に合わせてゆっくり、肩の力がふっと抜ける瞬間が見て取れるようになってきました。月2回デイケア参加者のためのヨガクラスですが、12月からは外来患者さんの参加も可能となっています。

★医療法人風のすずらん会北広島メンタルクリニック　デイケア課長／作業療法士・精神保健福祉士　中村靖夫さんよりコメント

　経験のないことで緊張もあるけれど、患者さんにとってヨガはリハビリと違ってリラックスしながらできるのがよいですね。仰向けでやさしい内容でも、バランス力や呼吸、体幹・体軸も意識できる。実際、見た目にも変化があります。このぐらいのペースで続けて行けるとよいです。

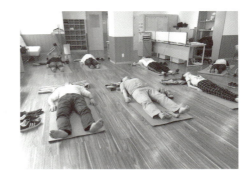

●医療法人風のすずらん会 北広島メンタルクリニック
メディカルサポートヨガ™ 北海道 minamina 田中直子
〒061-1133 北広島市栄町1丁目5番地5
Tel : 011-376-7373

実践・メディカルヨガ

吉澤真弓先生による
医療法人社団楽優会 札幌なかまの杜クリニック(北海道)
精神科デイケアプログラムでのヨガプログラム

　医療法人社団楽優会札幌なかまの杜クリニック精神科デイケアプログラムで週1回定期的にマインドフルネスをメインとしたヨガを実践しています。「今、この瞬間」に意識を向けるアプローチ、クラスの最初と最後に自分に集中する時間を多めに設けているところが特徴です。

　スタッフや医師と相談しながらプログラム内容を試行錯誤し、今年で3年目となります。これまで回復していく多くの参加者を目の当たりにして、改めてヨガの力を再確認しています。ヨガとその他のデイケアプログラムをうまく活用していただき、回復の一歩の背中を押していけたらと思っています。

★医療法人社団楽優会札幌なかまの杜クリニック 吉田匡伸理事長からのコメント
　ヨガで体を動かすことで、普段わからない自分の体調を自分で感じることができ、それが回復につながっていると思います。

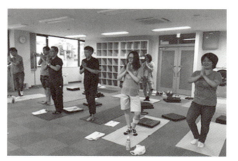
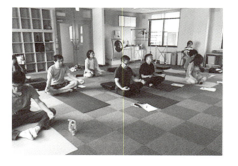

●医療法人社団楽優会 札幌なかまの杜クリニック
メディカルサポートヨガ™ 北海道 minamina 吉澤真弓
〒064-0822 札幌市中央区北2条西20丁目1-28 報恩ビル2F
Tel : 011-688-5753

おわりに

　ヨガは、何千年も昔にインドで生まれ、長きにわたって受け継がれてきましたが、未来への可能性も強く感じられる健康法です。

　現代は、子どものときから何をするにしても「がんばること」を求められるストレス社会です。がんばることが美徳といった風潮があります。

　大学院を卒業し、起業家精神にあふれていた当時の私もその一人でした。あるとき、当時通っていたヨガ教室の先生から「がんばらないぐらいでちょうどいいのですよ」といわれました。「ヨガの達人とは、うまくがんばらないことができる人です」という先生の言葉に驚いたのを覚えています。

　仕事で渡米するたび、現地でヨガに参加するようになりました。そして、アメリカでヨガは誰にとっても非常に身近なものであることを知りました。ヨガには「健康な人のためのもの」というイメージがありますが、当時のアメリカでは病気の方や高齢者が行うヨガが行われていました。「ヨガセラピー」という新しい考え方は、世界各地で急速な成長を遂げています。

　1989年、米国で国際ヨガセラピスト協会(International Association of Yoga Therapists : IAYT)が発足しました。医師やヨガ指導者、心理士などが一堂に会し、医療現場へのヨガの導入を目指しさまざまな活動を行っています。医療従事者だけではなく、政府や保険会社もヨガを健康のために活用できるように動き始めています。国立補完統合衛生センターでは患者さんがさまざまな補完代替療法からヨガを選択できるよう、ヨガに関する資料を作成しています。また、心臓病のためのヨガプログラムは民間の保険会社により保険が適用されています。

　私がヨガを医療に取り入れるにあたって、もっとも着目しているのは、医学的な理論をあてはめるのではなく、「今の自分を受け入れましょう」「今のありのままの自分を大切に抱きしめて、そこからスタートしましょう」「完全を求めないで。完璧な人間なんていないのだから、みんなで支え合い、補い合っていきましょう」「不完全な自分であっても、赦し、慈しみましょう」といった考え方、つまり、ヨガの考え方そのものを取り入れている点です。

良い姿勢、深くゆっくりとした穏やかな呼吸は、私たちの自己肯定感を高め、心と身体に良い影響を与えてくれます。本書では、健康で柔軟な身体の持ち主のためのものではなく「息さえできればできるヨガ」をお伝えしたいと思います。

　2006年に東京で「ルナワークス」を設立し、アメリカで学んだヨガセラピーによる指導者養成を開始しました。「ルナワークス」ではヨガ指導者だけでなく、医療や介護、福祉の現場に携わる方々、自分と家族のために行ってみたいというさまざまな方が学んでいます。受講生はこの10年間に全国で3,500人以上を超えました。

　2016年、新見正則先生に背中を押していただき、一般社団法人日本ヨガメディカル協会を設立しました。日本の医療者の方がヨガの臨床や実践例を学べる場を目指しています。

　本書は、アメリカの実践例をそのまま紹介したものではありません。「見て、やってみて、良いと感じたら続けてみる」という視点を大切にしています。新見先生には医療者が初めてヨガを始めるにはどうしたらよいか、という視点でさまざまなアドバイスをいただきました。

　ご自身のため、ご家族のために本書を手に取ってくださったみなさま、たくさんのポーズを長時間実践する必要はありません。「とりあえず1ポーズだけ」見よう見まねで試してしてみてください。ポーズや呼吸の方法は、ご自身の心身の状況に合わせ負担なく行えるよう配慮しましたが、難しい場合は回数、動き共に半減いただいてもちろんかまいません。

　医療関係者のみなさまにも、まずは「とりあえず1ポーズ」という気持ちで一番簡単そうなものをご自身で試してみられることをお薦めします。そして良いと感じられたら、ぜひ患者さんにもその方のできるものをお薦めいただけると幸いです。

　本書がきっかけとなり、多くの患者さんの心に安らぎがもたらされ、前向きな気持ちで治療や生活に向き合っていただけることを願っています。

謝辞：本書の作成に当たりましては、愛誠病院でのヨガクラスのご担当、高野裕子さん、平山綾子さん、後藤恵美さんに、構成の段階では、西門和美さん、タカノリョウコさんに多大なるご協力を賜りました。また、自ら愛誠病院のヨガのクラスに足をお運びくださり、この度の出版の機会を与えてくださいました新興医学出版社の林峰子社長に慎んでお礼を申し上げます。

　　　　　　　　　一般社団法人日本ヨガメディカル協会代表理事　　岡部　朋子

索　引

◆あ
足腰の弱り ……………………………… 158
焦り ……………………………………… 86
アトピー ………………………………… 63
息が苦しい ……………………………… 22
行き詰まり感 …………………………… 78
イライラ ……………………………… 122
インポテンツ …………………………… 43
うつ ……………………………………… 75
運動器の衰弱 ………………………… 147
運動性の低下 ………………………… 146
運動不足 ………………………… 18, 157
嚥下障害 ………………………………… 60
恐れ ……………………………………… 95
落ち着きがない ……………………… 108
おねしょ ……………………………… 112

◆か
肩こり（の痛み） …………… 152, 161
かゆみ …………………………………… 62
基礎代謝 ………………………………… 31
ぎっくり腰 ……………………………… 47
気分の落ち込み ……………………… 144
気持ちの萎縮 ………………………… 104
筋肉の痛み …………………………… 153
口のかわき ……………………………… 35
クヨクヨ ………………………………… 77
月経前症候群 ………………………… 114
下痢 ……………………………………… 28

高血圧 …………………………………… 36
更年期 ………………………………… 123
心の疲れ ………………………………… 68
心の病 ………………………………… 102
心を休めたい …………………………… 19
孤独（感） ………………………… 134, 145

◆さ
自意識過剰 ……………………………… 92
子宮筋腫 ……………………………… 125
子宮内膜症 …………………………… 125
自己嫌悪 ………………………………… 94
四十肩 …………………………………… 50
湿疹 ……………………………………… 63
しびれ …………………………………… 57
自分を許せない ………………………… 93
社会復帰 ……………………………… 136
終末期 ………………………………… 132
情緒不安定 …………………………… 126
神経過敏 ………………………………… 88
頭痛 …………………………………… 149
生理痛 ………………………………… 151

◆た
だるい …………………………………… 26
できること ……………………………… 10
転倒予防 ………………………………… 56
動悸 ……………………………………… 36
糖尿病 …………………………………… 31

索　引

◆な

乳がん ……………………………… 142
乳腺痛 ……………………………… 124
尿漏れ ………………………………… 42
妊娠中 ……………………………… 118
認知症 ……………………………… 129
寝起き ……………………………… 101
猫背 ………………………………… 142
寝たきり …………………………… 131
熱っぽい …………………………… 25

◆は

ハイテンション …………………… 82
パソコン疲れ …………………… 162
肌荒れ ……………………………… 63
発達障害 ………………………… 110
発熱 ……………………………… 113
鼻づまり …………………………… 61
鼻のむずむず ……………………… 24
鼻水 ………………………………… 61
パニック …………………………… 91
冷え症 …………………………… 160
貧血 ……………………………… 159
不安 ……………………………… 135
副作用 …………………………… 138
腹痛 ……………………………… 148
腹部膨満感 ………………………… 30

ふくらはぎのエクササイズ …… 37
二日酔い …………………………… 33
不眠 ……………………………… 100
フラストレーション ……………… 89
閉塞感 ……………………………… 79
便秘 ………………………………… 28
ホルモンバランス ……………… 115

◆ま

慢性疲労感 ………………………… 98
むくみ …………………………… 116
胸の痛み ………………………… 150
目の疲れ …………………………… 58
めまい ……………………………… 59
燃え尽き症候群 …………………… 69
モヤモヤ …………………………… 76

◆や

やる気 ……………………………… 73
腰痛 ………………………………… 46
夜泣き …………………………… 111

◆ら

リンパ浮腫 ……………………… 141
老廃物 ……………………………… 32
ロコモティブシンドローム …… 53

[著者紹介]

新見 正則 (にいみ まさのり) Masanori Niimi, MD, DPhil, FACS

1985年	慶應義塾大学医学部卒業
1993～1998年	英国オックスフォード大学医学部博士課程留学
1998年	移植免疫学で Doctor of Philosophy (DPhil) 取得
2002年～	帝京大学医学部准教授
2013年	イグノーベル医学賞

セカンドオピニオンのパイオニアとしてテレビ出演多数．漢方医学は松田邦夫先生（東京大学昭和29年卒）に学んでいる．

専 門
日本病院総合診療医学会認定医，日本東洋医学会専門医・指導医，アメリカ外科学会フェロー（FACS），日本外科学会専門医・指導医，日本消化器外科学会 専門医・指導医，脈管学会専門医，消化器内視鏡学会専門医，消化器病学会専門医，労働衛生コンサルタント，日本体育協会スポーツドクター

岡部 朋子 (おかべ ともこ) Tomoko Okabe

1996年～	慶応義塾大学法学部卒業後，総合商社に勤務ののち，慶應義塾大学大学院にて MBA（ファイナンス）を修了
2004年	米国税理士，会社設立を経てヨガを始める
2006年	RYT200認定 ルナワークス設立
2010年	ヨガの処方箋としての世界的な手引書である「Yoga as Medicine」の日本語版「メディカルヨガ」監修
2014年	E-RYT500認定
2015年	ヨガセラピーの国際資格 C-IAYT 認定 ルナワークスが国際ヨガセラピスト協会（IAYT）の日本初メンバースクールとなる
2016年	医療とヨガをつなぐ「日本ヨガメディカル協会」設立．代理理事を務める．

「補完医療」としてのヨガの普及を目指し，ヨガセラピストの養成とメディカルヨガの普及につとめている．高齢の方や疾病を持つ方など，ヨガをすることが困難だと思われていた方々に向け，安全でわかりやすいヨガを提供できるよう取り組む．

専 門
メディカルヨガ・ヨガセラピストの養成
シニアヨガ，マタニティヨガ，産後の心のケアとしてのヨガ，更年期ヨガ，不妊治療をケアするヨガ，乳がんリハビリヨガ，クロストレーニングヨガ（アスリート向け）

© 2017

2刷　2018年2月16日
第1版発行　2017年4月28日

メディカルヨガ
誰でもできる基本のポーズ

（定価はカバーに表示してあります）

検印省略

著者	新見 正則
	岡部 朋子
発行者	林 峰子
発行所	株式会社 新興医学出版社

〒113-0033　東京都文京区本郷6丁目26番8号
電話　03(3816)2853　　FAX　03(3816)2895

印刷　株式会社 藤美社　　ISBN978-4-88002-864-4　　郵便振替　00120-8-191625

- 本書の複製権・翻訳権・上映権・譲渡権・公衆送信権（送信可能化権を含む）は株式会社新興医学出版社が保有します．
- 本書を無断で複製する行為（コピー，スキャン，デジタルデータ化など）は，著作権法上での限られた例外（「私的使用のための複製」など）を除き禁じられています．研究活動，診療を含み業務上使用する目的で上記の行為を行うことは大学，病院，企業などにおける内部的な利用であっても，私的使用には該当せず，違法です．また，私的使用のためであっても，代行業者等の第三者に依頼して上記の行為を行うことは違法となります．
- JCOPY〈出版者著作権管理機構 委託出版物〉
本書の無断複製は著作権法上での例外を除き禁じられています．複製される場合は，そのつど事前に，出版者著作権管理機構（電話 03-3513-6969、FAX 03-3513-6979、e-mail : info@jcopy.or.jp）の許諾を得てください．